TRAITÉ

DES

FIÈVRES INTERMITTENTES,

RÉMITTENTES ET CONTINUES,

DES PAYS CHAUDS ET DES CONTRÉES MARÉCAGEUSES,

SUIVI DE

RECHERCHES SUR L'EMPLOI THÉRAPEUTIQUE

DES PRÉPARATIONS ARSÉNICALES,

Par J.-C.-M. BOUDIN,

MÉDECIN EN CHEF DE L'HÔPITAL MILITAIRE DE MARSEILLE,

EX-MÉDECIN EN CHEF DE DIVERS HÔPITAUX DE L'ALGÉRIE, MEMBRE TITULAIRE
DE LA SOCIÉTÉ ROYALE DE MÉDECINE, ET MEMBRE CORRESPONDANT
DE LA SOCIÉTÉ DE STATISTIQUE DE MARSEILLE, ETC.

Recede ut procedas.

PARIS.

GERMER-BAILLIÈRE,
RUE DE L'ÉCOLE-DE-MÉDECINE, 27.

BROCKHAUS ET AVENARIUS,
RUE RICHELIEU, 60.

1842.

TRAITÉ

DES

FIÈVRES INTERMITTENTES,

ET EMPLOI THÉRAPEUTIQUE

DES PRÉPARATIONS ARSÉNICALES.

IMPRIMERIE SENÈS, RUE SAINT-FERRÉOL, 27.

TRAITÉ

DES

FIÈVRES INTERMITTENTES,

RÉMITTENTES ET CONTINUES,

DES PAYS CHAUDS ET DES CONTRÉES MARÉCAGEUSES,

SUIVI DE

RECHERCHES SUR L'EMPLOI THÉRAPEUTIQUE

DES PRÉPARATIONS ARSÉNICALES,

Par J.-C.-M. BOUDIN,

MÉDECIN EN CHEF DE L'HÔPITAL MILITAIRE DE MARSEILLE,

EX-MÉDECIN EN CHEF DE DIVERS HÔPITAUX DE L'ALGÉRIE, MEMBRE TITULAIRE DE LA SOCIÉTÉ ROYALE DE MÉDECINE, ET MEMBRE CORRESPONDANT DE LA SOCIÉTÉ DE STATISTIQUE DE MARSEILLE, ETC.

Recede ut procedas.

PARIS.

GERMER-BAILLIÈRE, Rue de l'École-de-Médecine, 27.

BROCKHAUS ET AVENARIUS, Rue Richelieu, 60.

1842.

AVANT-PROPOS.

L'intoxication des marais, déjà si importante par elle-même sous tant de rapports, emprunte aujourd'hui un intérêt spécial de l'occupation de l'Algérie.

En m'occupant de traiter ce grave sujet sur lequel de nombreux voyages m'avaient fourni de précieux documens qui échappent aux investigations du médecin fixé au sol d'une étroite localité, j'ai cru, tout en travaillant à l'élucidation d'une question scientifiqne radicale, faire en même temps quelque chose d'utile pour la France, pour l'Afrique et pour l'armée à laquelle j'appartiens.

Si l'on considère que la même matière a fait l'objet des méditations des hommes les plus éminens tant de l'antiquité que des temps modernes, mon entreprise devra, au premier abord, paraître superflue, ou tout au moins un peu ambitieuse. Eh bien! j'en appelle sur ce point, et avec la plus entière confiance du lecteur prévenu au lecteur qui aura lu et médité les faits que je rapporte.

Quelques-unes de mes opinions de pathologie générale, par leur opposition flagrante de principes avec des autorités justement révérées, ne peuvent manquer de choquer certaines idées reçues. Le degré de leur nouveauté donnera la mesure de la profondeur de ma conviction; car, avec Stoll, je suis en droit de dire: « Je ne suis conduit ni par l'amour

« du nouveau, ni par l'espérance, ni par la « crainte, ni par la jalousie ; » avec Montaigne : « Cecy est un livre de bonne foy. »

Dans un ouvrage consacré à la spécialité de l'intoxication des marais, le chapitre qui traite des altérations du sang en général, paraîtra peut-être un hors-d'œuvre. En y regardant de plus près, on reconnaîtra, je l'espère, qu'à mon point de vue, ce chapitre était au contraire un complément indispensable pour l'intelligence de la nature des maladies de marais.

Je n'ai pas cru devoir sacrifier à l'usage encore trop généralement répandu aujourd'hui de grossir un volume à grand renfort d'observations, dont le public médical commence à se lasser. Un livre ne doit point se juger au poids. Des faits narrés, tout aussi bien que des faits résumés, sont susceptibles de sophistication ; et d'ailleurs, pour le lecteur dont il est décent de ménager et le temps et la patience, la meilleure garantie n'est-elle pas celle qui se déduit de la valeur et de la probité scientifiques de l'auteur ?

La partie thérapeutique de cet ouvrage me paraît devoir encourager les essais de tous les praticiens, et si, comme j'en ai l'espérance, leurs résultats cliniques viennent corroborer les miens, le pauvre aura enfin, lui aussi, son quinquina, l'Europe se verra affranchie d'un énorme tribut qu'elle paie aujourd'hui au Pérou, et la matière médicale aura réalisé une immense conquête !

Marseille, le 1er octobre 1841.

CONSIDÉRATIONS GÉNÉRALES.

Peu de sujets méritent à un plus haut degré de fixer l'attention du médecin, et celle du médecin d'armée en particulier, que l'étude des maladies si largement répandues, connues sous le nom de *fièvres de marais et de fièvres des pays chauds*, et que provoquent sur une si vaste surface du globe les émanations paludéennes. Fréquence, gravité, faculté d'exclusion de plusieurs autres maladies, spécificité sous le double rapport du type de la phénoménisation et du traitement, tout, dans ces affections, inspire le plus vif intérêt.

Favorisé par une série de positions successives qui m'ont procuré depuis dix-sept ans le triste privilége d'observer ces maladies d'une manière presque ininterrompue, et sous des latitudes géographiques très variées, j'en ai fait de bonne heure l'objet familier de mes méditations. Après avoir observé les fièvres paludéennes sur divers points de la France, de l'Allemagne et de l'Espagne, je fus, lors de l'expédition française en Morée en 1828, témoin de ce drame lugubre qui se déroula dans le marais de Navarin, où je vis notre armée, par un impardonnable oubli de toutes les règles de l'hygiène, décimée de la manière la plus cruelle sans avoir combattu.

De retour en France, je pus, pendant un séjour de cinq années au Lazaret de Marseille, me livrer, sur des milliers d'individus, à l'étude des maladies des pays chauds, qui de toutes les contrées du globe semblent, dans ce vaste établissement sanitaire, se donner rendez-vous. Enfin, trois années passées à l'armée d'Afrique, sur divers points de l'Algérie, cette terre classique de la fièvre, où l'intoxication miasmatique monopolise en quelque sorte tout le domaine pathologique, me fournirent une occasion désirée de poursuivre mes investigations sur une matière que les auteurs, pour avoir souvent abordée, ont néanmoins laissée entourée de tant de ténèbres.

C'est armé des nombreux documens recueillis durant ces longues et pénibles pérégrinations, *inter tœdia et labores*, que je me hasarde aujourd'hui à écrire le résultat de mes observations sur la grande manifestation pathologique des pays chauds. On comprendra que pour me décider à traiter un sujet tant de fois abordé par des hommes du premier mérite, je ne pouvais avoir l'intention de redire, pour la millième fois, ce qu'avaient déjà répété tous mes devanciers. Je n'ai attaqué que des questions qui avaient besoin d'être élucidées, ou sur lesquelles je professe une opinion souvent neuve, mais toujours plus ou moins distincte de celle de mes prédécesseurs.

Le travail que je livre à l'appréciation des hommes de science renferme deux parties essentiellement distinctes : la première est consacrée à la théorie, ou, si l'on aime mieux, à la pathologie ; dans la seconde, j'expose mes vues pratiques ou thérapeutiques.

Les principales questions abordées dans la première partie de ce livre sont les suivantes :

1° Persuadé que la dénomination générale de *fièvres intermittentes*, appliquée à une série de manifestations morbides qui n'ont rien de nécessairement fébrile, puisqu'elles peuvent apparaître sous forme dite *larvée*, ni de nécessairement *intermittent*, puisqu'elles se rencontrent sous le *type continu*, ainsi que cela se voit dans la saison chaude des contrées marécageuses; persuadé, dis-je, que cette dénomination, essentiellement impropre, constitue un des principaux obstacles à l'intelligence de la pathologie des pays marécageux et des pays chauds, je propose de lui substituer celle d'*intoxication des marais* ou *d'affections limnhémiques* (de λιμνη, marais, et de αιμα, sang), comme résumant en elle la cause réelle, la nature et le véritable siége de la maladie, sans préjuger ni le *type* ni la *forme* d'une phénoménisation éminemment variable, et comme conduisant d'ailleurs à une thérapeutique plus rationnelle.

2° Sous le point de vue étiologique, j'ai cherché à établir que si le plomb et le mercure sont les seuls agéns producteurs des intoxications saturnine et mercurielle, quel que soit d'ailleurs leur mode de phénoménisation morbide, de même aussi l'absorption de la matière des marais appelée *miasme* constitue *l'intoxication paludéenne*, quels que soient et la *forme*, et le *type*, et le *nom* de sa manifestation pathologique. Les agens impondérables, le froid, le chaud, les influences morales et traumatiques, sont *l'occasion*, jamais la *cause* de la maladie.

3° Appuyé sur l'observation que les maladies paludéennes se phénoménisent sous un type d'autant moins intermittent et affectent une tendance d'autant plus grande vers la *continuité* qu'on les examine sous des latitudes et dans des saisons plus chaudes et partant plus favorables au dégagement du miasme des marais, j'ai cherché à démontrer que le *type* de ces affections, considéré d'une manière générale, n'est autre chose que l'expression de l'intensité de l'intoxication du sang.

Cette théorie du *type*, qui au premier abord semble être d'une admission difficile, en ce sens qu'une *déviation sanguine permanente* paraît peu conciliable avec une *intermittence* de phénoménisation morbide, cette théorie ne saurait manquer de réunir les suffrages, si l'on réfléchit que d'autres *déviations*, celles, par exemple, produites par le plomb, la noix vomique ou l'ergot de seigle, s'accompagnent, elles aussi, de phénomènes dynamiques dont les apparitions, sous le rapport de la fréquence ou du *type*, sont toujours dans un rapport rigoureux avec la quantité de matière toxique absorbée.

Il est évident qu'une telle interprétation du type exclut irrévocablement la vaine distinction que l'on a cherché à établir entre les fièvres intermittentes et les *fièvres continues marécageuses*. La seule distinction susceptible d'être maintenue entre les fièvres doit avoir pour base leur nature, ou, si l'on veut, leur agent pathogénétique spécial.

4° En ce qui concerne la *forme* des maladies *limnhémiques*, leur grande variété n'exclut point une cause productrice commune. Les émanations de plomb ne produisent-elles pas les formes morbides les plus variées, la *colique*, la *manie*, l'*anémie* et l'*épilepsie* saturnines? Partant de cette observation, et considérant en outre que, dans les trois *delta* du Nil, du Gange et du Mississipi, les *formes* morbides appelées *peste*, *choléra* et *fièvre jaune*, apparaissent constamment précédées, accompagnées et suivies de fièvres de marais; que, d'autre part, il n'est pas rare, en Algérie surtout, de voir ces dernières revêtir la forme de la *fièvre jaune* et spécialement celle du *choléra*, j'ai fait pressentir l'identité de nature qui semble relier entre elles ces formes variées de l'intoxication marécageuse, et j'ai laissé entrevoir, comme cause probable de cette variété, certaines modifications dans la nature de la matière paludéenne, modifications résultant de la spécialité du règne organique propre à telle saison, à telle latitude géographique.

5° Le typhus reconnaissant des causes spéciales et ne revêtant jamais les formes de la *peste*, du *choléra* ni de la *fièvre jaune*, maladies envers lesquelles il affecte, au contraire, des rapports bien plus d'*antagonisme* que d'affinité, à telle enseigne qu'il est d'un développement beaucoup plus difficile partout où règnent ces dernières, rien ne saurait légitimer la dénomination de *typhus d'Orient, d'Asie* (Dubois, d'Amiens) et d'*Amérique*, que quelques médecins cherchent aujourd'hui à naturaliser. Les épidémies de peste, de choléra et de fièvre jaune ne sont précédées, accompagnées ni suivies de typhus que sous l'influence de l'encombrement; ces maladies ne sont endémiques que dans certains pays à fièvres de marais.

6° Après avoir démontré la fréquence de la *diathèse tuberculeuse* dans diverses contrées méridionales exemptes de fièvres, ainsi que sa rareté dans les localités marécageuses du Nord, j'ai formulé la loi d'*antagonisme* entre la *diathèse tuberculeuse* et l'*intoxication paludéenne*, antagonisme tout-à-fait analogue à celui de certains médicamens envers certains états pathologiques. (Exemple : mercure et syphilis, arsenic et intoxication des marais.)

7° Quant à la nature des *affections limnhémiques*, celles-ci ne constituent ni des phlegmasies ni des névroses; on doit les considérer comme des *déviations* ou *altérations du sang* (*hétérohémies*, de ἕτερος, *autre*), se phénoménisant sous les formes et les types les plus variées avec *localisation phlegmasique* ou *nerveuse* sur telle ou telle autre portion du solide vivant, suivant mille circonstances dépendant tantôt de l'organisme, tantôt de la matière miasmatique absorbée.

8° En ce qui concerne la place que doivent occuper, dans les cadres nosologiques, les maladies de marais, j'ai cherché à établir que toute maladie du domaine de la pathologie médicale, et produite par une cause physique, traduit constamment une *déviation sanguine* provenant soit de l'absorption de certains matériaux *pondérables* venus du dehors, soit d'une modification survenue dans les sécrétions, sous l'influence des agens *impondérables* de la nature. A l'appui de cette proposition, j'ai dû démontrer que si, chez les êtres inférieurs de l'échelle organique, le suc nourricier remplit un rôle essentiellement matériel, celui de l'entretien des tissus, il est, en revanche, chez les animaux supérieurs et chez l'homme en particulier, appelé à une fonction plus noble, celle de la régularisation des actes de l'innervation (*sanguis moderator nervorum*).

Dans la seconde partie de ce travail, après avoir insisté sur les modifications commandées dans le traitement des fièvres de marais, par le cachet *bilieux*, *inflammatoire* ou *nerveux*, résultant du génie épidémique, je me suis efforcé à réhabiliter, comme succédanées du quinquina, les *préparations arsénicales*, ainsi qu'à régulariser l'emploi thérapeutique de ce précieux médicament qui, entre les mains de la plupart de mes devanciers, *était resté un des plus redoutables poisons*.

Un séjour prolongé dans divers pays marécageux m'ayant permis de constater les accidens dus à l'usage répété du quinquina, l'impuissance fréquente et enfin les nombreux inconvéniens résultant tantôt de la cherté, tantôt de la falsification de ce médicament, j'avais de bonne heure conçu le projet de me livrer à des travaux d'expérimentation sur la valeur thérapeutique des divers agens de la matière médicale considérés comme succédanés de l'écorce du Pérou.

Les tentatives faites dans le même but en ces derniers temps étaient peu encourageantes par le peu de succès qu'elles avaient généralement obtenu. Toutefois, s'il y avait peu de chose à espérer de la réhabilitation d'une foule de médicamens préconisés contre les fièvres d'accès avant la découverte du quinquina, tels que le *cœur de crapaud*, les *cloportes*, le *crâne humain*, les *araignées*, les *excrémens de divers animaux*, et beaucoup d'autres substances dont Joseph Franck nous a transmis le long répertoire dans son grand ouvrage; en revanche, la réputation que s'étaient acquise à diverses époques, et dans presque tous les pays, les *préparations arsénicales*, me parut digne d'être prise en sérieuse considération.

A la vérité, ces préparations, successivement vantées, puis abandonnées de nouveau, étaient tombées en France dans un oubli complet, et dont le silence des auteurs modernes peut seul donner une juste idée. On lit dans un article remarquable sur les *fièvres intermittentes*, dû à la plume d'un des médecins les plus érudits de l'époque, le passage suivant :

« La question de savoir s'il convient de « couper les fièvres intermittentes dès leur « début, n'a pu être agitée tant que le quin- « quina a été ignoré; car on aurait été fort « embarrassé d'obtenir sans lui une suppres- « sion immédiate sur laquelle les médecins « modernes ont tant disserté. » (*Dictionnaire de Médecine*, en 25 vol., 1837, art. *Fièvres intermittentes*.)

Evidemment, M. Littré n'aurait point écrit ces lignes, qui, au reste, résument parfaitement l'opinion du jour, s'il se fût seulement douté de l'efficacité thérapeutique des préparations arsénicales, auxquelles il n'accorde même pas l'honneur de la citation, dans le traitement des fièvres de marais.

Après m'être soumis moi-même, et à diverses reprises, à l'administration de plusieurs préparations d'arsenic, je me déterminai, non sans conserver sur leur efficacité médicale quelques doutes trop justifiés par l'insuccès ordinaire des autres prétendus succédanés du quinquina, à les administrer à un certain nombre de malades atteints de fièvres d'accès jusqu'alors rebelles au sulfate de quinine.

Eh bien! quoique je me sois, dans l'immense majorité des cas, abstenu, avec intention, de toute médication *auxiliaire* dont l'expérience recommande la combinaison (*vomitifs, déplétions sanguines*) avec la médication spécifique, les résultats ont dépassé toutes mes espérances. Quoiqu'opérant toujours sur une vaste échelle, dans un des plus grands hôpitaux de France, et sur des fiévreux venant en quelque sorte de tous les points du globe [1], non seulement je n'ai pas observé un seul accident imputable à l'arsenic, mais encore je n'ai que rarement enregistré des cas de non-réussite. J'ajouterai même que les fièvres, très rares, qui se sont montrées rebelles à l'arsenic, ordinairement l'étaient également à l'action du sulfate de quinine.

Pour les accès, action curative plus

(1) Indépendamment des nombreux malades de la garnison, l'hôpital militaire de Marseille reçoit, en outre, de fréquentes évacuations de l'armée d'Afrique, sans compter les marins attachés aux navires de l'état et spécialement aux paquebots du Levant.

prompte; pour les rechutes, action préventive plus sûre; innocuité absolue à dose thérapeutique; exemption des inconvéniens primitifs et secondaires justement reprochés à la quinine; absence de goût et d'odeur, et partant facilité d'administration même aux enfans : tels sont les immenses avantages que, pour ma part et sous le *point de vue médical*, j'ai pu constater en faveur de l'arsenic.

Mais il est un autre point de vue sous lequel ce médicament mérite aussi de fixer l'attention, non seulement des médecins, mais encore des divers gouvernemens; je veux parler du point de l'*économie*, et je dirai même de l'*économie politique*.

Le quinquina impose à l'Europe un tribut dont on peut facilement mesurer l'élévation en considérant que bien peu de contrées sont complètement exemptes de fièvres, et que la quantité de sulfate de quinine envoyée aux seuls hôpitaux de l'Algérie est estimée à une valeur de cent mille francs par année. Si l'on ajoute à ces considérations qu'il suffit d'une guerre maritime pour que de vastes pays où les fièvres règnent endémiquement soient privés pendant long-temps du seul médicament fébrifuge actuellement usité, ainsi que cela s'est vu déjà à l'époque du fameux système continental de l'Empire; si l'on réfléchit que divers pays, tels que l'Algérie, plusieurs départemens français, la Hollande, une grande partie de la Romagne et de la Lombardie, etc., seraient inhabitables s'ils étaient privés de quinquina; enfin, que le prix élevé de ce médicament [1] est et

(1) « On peut avancer, dit M. Nepple, que dans les pays marécageux l'écorce du Pérou est un objet de première nécessité, *dont le prix devrait être taxé rigoureusement comme celui du pain*; car la cupidité des pharmaciens des petites villes est si connue, que les gens du peuple préfèrent avoir recours à des moyens empiriques mais peu coûteux, que d'aborder une officine où le sulfate de quinine se vendra de 8 à 10 sous le grain. »

sera toujours une prime donnée à sa falsification, on reconnaîtra combien l'arsenic mérite, sous ce point de vue administratif, l'attention sérieuse de la part de tout gouvernement jaloux à la fois de diminuer les dépenses du pays et d'assurer par une sage et philantropique prévoyance la santé des populations des contrées marécageuses.

Le prix des préparations arsénicales est tellement minime qu'il permet de traiter plusieurs centaines de fiévreux avec une dépense moindre de cinq centimes ; de telle sorte que je ne puis encore m'expliquer la dépense de *douze francs* (quelque faible qu'elle soit) à laquelle Fodéré évalue le prix du fébrifuge employé par lui dans le traitement de « trois cents fiévreux pendant le terme de quatre années. » (*Recherches expérimentales sur les fièvres d'accès et sur les succédanés du quinquina*, par Fodéré. Marseille, 1810.)

Au sujet des économies que pourrait réaliser l'adoption de l'usage des préparations arsénicales dans la thérapeutique des fièvres intermittentes, je rappellerai le passage suivant d'une lettre qu'écrivait, le 8 octobre 1809, le maire des Martigues au préfet du département des Bouches-du-Rhône, à l'occasion du départ de Fodéré, appelé plus tard à la chaire de médecine légale de l'Ecole de Médecine de Strasbourg :

« Les hospices surtout auront à le regretter « long-temps ; jamais la population n'y avait « été aussi grande et la *mortalité moindre*. Sa « médication avait réalisé en faveur de ces « établissemens une économie considéra- « ble [1]. »

Et maintenant, pourquoi donc se refuserait-on dans les divers établissemens hospita-

(1) Fodéré, *Op. cit.*

liers, tant civils que militaires, à l'adoption, dans la thérapeutique des fièvres d'accès, d'un médicament en faveur duquel des faits incontestables militent aujourd'hui de la manière la plus puissante? Que si l'on hésitait encore à accorder à l'arsenic toute la confiance qu'il mérite comme agent thérapeutique, je rappellerai que le célèbre Pearson n'hésita pas un instant à l'administrer, pour une fièvre rebelle, contractée dans l'île de Walchern, au duc d'York lui-même, *général en chef de l'armée anglaise*, et que cette tentative fut couronnée d'un plein succès.

En ce qui concerne les craintes que pourrait inspirer à certains esprits timorés la popularisation d'une arme telle que l'arsenic, ces craintes ne me paraissent point de nature à constituer un obstacle sérieux; car, à ce titre, il faudrait également renoncer à une foule d'autres médicamens précieux et d'une action bien autrement toxique, tels que le bichlorure de mercure, la strychnine, l'acide cyanhydrique, etc., substances dont nul praticien ne consentirait aujourd'hui à se priver.

« Telle est, dit Fodéré, ma conviction sur les bons effets et la parfaite innocuité (1) de l'arséniate de soude, que je n'ai pas hésité à l'administrer à la personne dont la santé m'est la plus précieuse, et que je n'hésiterais pas à y recourir pour moi-même, en cas de besoin. »

On connaît le mot de Pline : « *Ubi virus, ibi virtus.* » Je vais plus loin, et je crois être

(1) J'avoue franchement ne point partager complétement l'opinion de Fodéré concernant la « parfaite innocuité » des arséniates alkalins *à la dose qui lui était familière*, c'est-à-dire à celle d'*un huitième de grain répété deux à trois fois par jour*. C'est précisément cette exagération de la dose qui, par des accidens, rares à la vérité, mais incontestables néanmoins, s'est opposée depuis trois siècles à ce que l'arsenic obtînt définitivement droit de cité dans la thérapeutique médicale.

en mesure de soutenir qu'une substance n'est *médicament* qu'à la condition d'être *poison*. Il n'y a entre ces deux mots d'autre ligne de démarcation que celle résultant de la *dose* ainsi que de l'*indication* ou de l'*opportunité thérapeutique*.

« Nous ne devons pas, » écrivait il y a plus de cent ans l'illustre Ramazzini [1], « nous « laisser détourner de l'emploi de l'arsenic « par la seule crainte des conséquences qu'il « pourrait avoir s'il était administré par une « main ignorante, car il faudrait alors re- « noncer aux secours les plus énergiques de « la médecine. »

(1) *Ramazzini*, *Opera omnià medica. Genevæ*, 1717.

PREMIÈRE PARTIE.

PATHOLOGIE.

CHAPITRE PREMIER.

De l'Intoxication des Marais.

DÉFINITION.

L'art de raisonner consiste surtout dans une langue bien faite, et rien ne nuit plus aux progrès d'une science que de détourner, sans motifs suffisans, les noms de leur acception réelle.

(LAENNEC, *Traité de l'Auscultation Médiate.*)

JE comprends, sous la dénomination générale d'*intoxication des marais* ou d'*affections limnhémiques* l'ensemble des maladies endémiques dans les pays de marais et décrites par les auteurs sous le nom de *fièvres intermittentes, rémittentes, pseudo-continues, larvées, pernicieuses, fièvres des pays chauds*, etc.

On me pardonnera, je l'espère, cette tentative de néologisme, si l'on considère que le nom générique de *fièvres intermittentes*, donné à une série de phénomènes morbides qui n'ont rien de nécessairement *fébrile*, ni de nécessairement *intermittent*, a, sans contredit, constitué jusqu'à ce jour l'obstacle le plus puissant (1) à l'intelligence de la nature

(1) Rien n'est plus propre à répandre la confusion et à obscurcir le domaine pathologique que le langage inventé pour la désignation des maladies. C'est ainsi qu'on appelle *asphyxie*, c'est à dire *privation de pouls*, l'intoxication par le gaz acide carbonique, qui cependant n'a rien d'*asphyxique*, dans la rigoureuse acception du mot. Mais que le gaz *asphyxiant*, au lieu d'être celui que je viens de citer, s'appelle chlore, émanations de plomb ou d'arsenic, oh ! alors, c'est un *empoisonnement*, dussent les accidens morbides être absolument nuls ! Le sang est-il vicié par le virus syphilitique, il y a *cachexie ;* l'est-il par l'halitus d'hommes encombrés, il y a typhus ou *stupeur*, que le malade justifie ou non cette dénomination. Enfin, les matériaux qui constituent la transpiration cutanée viennent-ils, par suite de leur élimination supprimée, à vicier le fluide sanguin, il n'y a plus ni asphyxie, ni empoisonnement, ni cachexie, ni typhus, mais une *inflammation* dont le nom sera emprunté à l'organe sur lequel s'opère secondai-

des maladies qui font l'objet de ce travail. En effet, dès que la forme *fébrile intermittente*, qui est de beaucoup la plus commune en Europe, se fut posée comme résumant en elle le *fond* de l'intoxication des marais, force fut d'appeler sa forme non fébrile une fièvre *larvée* (c'est-à-dire *cachée*), son type *continu* une *pseudo-continuité*, enfin son médicament spécifique un *anti-périodique*, bien que l'expérience démontrât chaque jour l'incontestable efficacité de ce dernier contre les *fièvres marécageuses continues*, en même temps que son impuissance dans le traitement de mainte affection *intermittente de nature non-miasmatique*.

rement ou deutéropathiquement la localisation épuratoire, bien que *inflammation* et *organe*, véritable ombre de la maladie, constituent des données de nulle valeur pour le traitement : voyez plutôt l'*énanthème dothiénentérique !* Voilà autant d'intoxications qu'un lien commun, la viciation du sang, devrait réunir et que cependant notre langage médical tend à dissocier. Que l'on s'étonne maintenant des obstacles que la science pathologique rencontre dans sa marche !

C'est le sentiment des graves inconvéniens résultant d'un tel langage, qui dictait à Jean-Pierre Frank les lignes suivantes : « *Quousque tandem morborum vestis magis quam natura considerabitur ? Et quo jure demum, ob vana symptomatum studia, morborum nomina patientur vim, et, quæ ad hæc ipsa dirigitur curatio, confusionem et injuriam ?* »

La dénomination générale que je propose, tout en faisant justice d'une nomenclature surannée et vicieuse, indique la communauté de nature d'une phénoménisation morbide essentiellement variée ; elle réduit les *types* et les *formes* à leur véritable valeur, elle détruit cette barrière factice élevée par l'erreur entre les fièvres intermittentes et les fièvres continues [1], et conduit, enfin par

(1) En présence de la plus incontestable continuité de type de certaines fièvres de marais, il est curieux de voir les au-

le rétablissement de la *consanguinité* des diverses formes d'une même maladie, à une thérapeutique plus rationnelle.

teurs les plus estimables, tout en reconnaissant le fait, s'obstiner à lui adapter le nom de fausse ou pseudo-continuité. Ainsi, par exemple, M. Maillot, après avoir dit textuellement que « les fièvres *intermittentes* peuvent affecter une marche *continue* (*Traité des Fièvres ou Irritations cérébro-spinales intermittentes*), appelle cependant *pseudo-continues* ces sortes de pyrexies; et M. Littré fait observer (*Traduction des œuvres d'Hippocrate*) que « *C'est avec un très juste sentiment d'une distinction fondamentale*, que M. Maillot donne le nom de *pseudo-continues* aux fièvres continues des pays chauds. » Tant il est vrai qu'au point de vue où se sont placés mes devanciers, force leur est de subir un langage en contradiction flagrante avec les faits. Les Italiens évitent en partie cet inconvénient en donnant aux diverses formes morbides dues à l'intoxication des marais, le nom de *fièvres à quinquina*, bien que le quinquina ne soit que trop souvent impuissant contre elles et qu'il n'en soit pas le spécifique exclusif. — M. Bailly (de Blois), ne pouvant comprendre comment l'*anti-périodique* aurait guéri des fièvres *continues*, préfère croire à une erreur d'observation plutôt que de consentir à débaptiser le médicament. « J'ai vu souvent, dit-il, des malades qui, examinés « à tous les momens du jour, ne présentaient *aucune rémission*; « il est probable cependant *qu'elle existait*, mais enfin elle « était difficile à rencontrer. La guérison n'était complète « qu'autant que les *anti-périodiques* terminaient le traitement. » Que l'on juge, d'après cela, de l'influence des théories et du langage en médecine.

Antiquité médicale de l'intoxication des marais.

Les maladies engendrées par les émanations marécageuses dûrent fixer de bonne heure l'attention des observateurs ; aussi voyons-nous Hippocrate leur consacrer un chapitre spécial dans son immortel livre *De Aeris, Aquis et Locis*. On retrouve dans le remarquable chapitre *De naturâ palustrium et lacustrium aquarum*, beaucoup de choses dont les modernes se sont attribué un peu légèrement la découverte. C'est ainsi qu'il n'avait point échappé au génie de ce grand observateur que l'usage des eaux marécageuses provoque le développement anormal de la rate (*bibentibus constat splenes esse magnos et plenos*) ; que ces mêmes eaux engendrent, avec l'augmentation des chaleurs de l'année, une progression corrélative de la gravité et du type (*æstate enim febres diuturnæ incidunt*) ; enfin, qu'elles produisent en été les formes diarrhéique et dysentérique, toutes choses assez généralement oubliées aujourd'hui.

On se tromperait fort si l'on ne voulait voir l'intoxication des marais que dans les fièvres intermittentes ou *hémitritées* d'Hippocrate ; les fièvres continues ou *continentes* πυρετοι ξυνεχεες, du père de la médecine, loin d'appartenir, comme on l'a cru trop longtemps, aux fièvres typhoïdes du nord de l'Europe, ne sont au contraire autre chose que la *forme continue* des fièvres de marais, telle que nous l'avons observée, non seulement dans le nord de l'Afrique, mais dans cette même Grèce, lors de l'expédition française de Morée en 1828.

« La Grèce antique et la Grèce moderne, »

dit le savant traducteur des œuvres d'Hippocrate, « sont, à vingt-deux siècles de distance, « affligées par les mêmes fièvres, et cela prouve « que les conditions climatologiques n'y ont « pas essentiellement changé ; l'homme, qui « en est un des réactifs les plus sensibles, y « donne aujourd'hui comme alors la même « réaction. » (Voir le deuxième volume de la traduction des œuvres d'Hippocrate par E. Littré, membre de l'académie des inscriptions et belles-lettres.)

Il appartenait à M. Littré de restituer aux fièvres d'Hippocrate leur véritable signification et de démontrer d'une manière irrécusable, en s'appuyant des travaux modernes de la médecine militaire française, combien est grande l'erreur qui les a si long-temps confondues avec la grande manifestation pathologique du nord de l'Europe, erreur que l'auteur que je viens de citer avait lui-même partagée dans son article *Dothiénentérie*, du *Dictionnaire de Médecine* en 25 vol.

Il existe entre les fièvres continues des pays chauds et celles de nos contrées une distinction capitale, tandis que rien ne saurait à l'avenir séparer les fièvres intermittentes des premières. Les fièvres des pays chauds portent l'empreinte d'un caractère commun; mais ce caractère commun est-il, comme le pense M. Littré, dans la possibilité d'un échange entre l'intermittence, la rémittence et la continuité? J'espère démontrer que ce caractère commun est essentiellement dans l'identité de la cause pathogénétique, ou, si l'on aime mieux, dans l'intoxication marécageuse.

CHAPITRE II.

Étiologie des maladies paludéennes.

LORSQUE l'on considère la corrélation rigoureuse qui s'observe d'une manière constante entre le développement, l'aggravation, la diminution des affections endémiques dans les contrées marécageuses d'une part, et l'intensité des causes, soit de dégagement, soit d'absorption de matière paludéenne, on ne saurait hésiter un seul instant à reconnaître dans cette même matière l'agent pathogénétique des maladies de marais.

Et pourtant il s'en faut de beaucoup que

cette vérité soit généralement admise par les médecins, dont les uns, s'appuyant sur l'invisibilité du miasme, ont été jusqu'à en nier l'existence (1), et dont les autres, tout en reconnaissant son action sur la production des fièvres, admettent en même temps, mais sans justifier leur opinion, que ces dernières peuvent devoir leur origine aux variations de température, à certaines émotions morales ou à des influences traumatiques, telles que l'introduction d'une sonde dans la vessie, etc.

Mais, d'une part, en présence des modifications imprimées à l'organisme de l'homme par le séjour dans les contrées marécageuses, l'impuissance de l'eudiomètre et des divers réactifs de la chimie ne saurait être invo-

(1) De ce nombre est Giannini : « *L'esistenza del miasma* « *delle paludi*, dit cet auteur, *è dunque problematica più che mai*, etc. »

quée, pas plus que cette même impuissance n'infirme l'existence du miasme producteur du typhus des hôpitaux et des prisons. D'autre part, de même que le froid favorise la *manifestation morbide* de l'intoxication mercurielle, sans en constituer la cause, de même aussi rien ne saurait faire admettre les impondérables comme agens producteurs des maladies de marais, dont ils ne peuvent que favoriser ou aider l'évolution.

Comme le fait observer M. Littré (article *Fièvres intermittentes*, du *Dictionnaire* en 25 vol., 2e édition), « ce n'est ni pour avoir eu chaud, ni pour avoir eu froid, ni pour avoir suivi un mauvais régime, que le malade contracte la fièvre; c'est pour avoir été exposé au contact des miasmes. »

« Lorsqu'en 1791, » dit Joseph Frank (*Praxeos medicæ universæ præcepta*), « je visitais, au mois de juillet, avec mon père, le mont

Saint-Gothard, nous fûmes surpris d'y rencontrer des fièvres intermittentes; mais notre étonnement cessa bientôt lorsqu'un moine, habitant le sommet du mont, nous eut montré des marais près des sources du Rhin et du Tessin. »

Toutefois, il ne suffit pas pour la production d'une endémie de fièvres intermittentes qu'il existe un foyer marécageux; il faut par dessus tout que la matière miasmatique soit absorbée, condition en général subordonnée à une certaine température nécessaire à la vaporisation du miasme, et sa mise en contact avec nos organes. De là l'influence des saisons et des latitudes géographiques sur le développement, l'accroissement et la disparition des fièvres; de là, encore, ces effets variables d'un même degré de température qui fait naître ou cesser une épidémie : là, en mettant le foyer miasmatique à nu; ici, en le desséchant. D'après toutes ces considérations, il est facile de voir combien est singulière l'opinion de certains auteurs, qui, appuyés sur une observation étriquée et bornée à une petite localité, prétendent généraliser ce qui est particulier à leur *village*, et qui, se posant en législateurs de la science, avancent d'un ton doctoral que les épidémies de fièvres marécageuses se manifestent à une époque de l'année en quelque sorte sacramentelle.

CHAPITRE III.

Action de la chaleur dans la production de l'intoxication des marais.

M. Raymond Faure, dans son livre *sur les Fièvres intermittentes et continues*, a cherché à établir que la cause la plus générale des fièvres intermittentes dans les diverses contrées de l'Europe est *la chaleur;* « car, dit-il, très fréquentes en été, elles sont rares en hiver, et il suffit du changement de saison pour changer aussi cette différence. »

Il m'est de toute impossibilité de partager l'opinion de l'honorable M. Faure. La chaleur ne favorise le développement des fièvres intermittentes dans les contrées où celles-ci règnent endémiquement, qu'en favorisant le dégagement de la matière marématique et sa mise en contact avec les surfaces absorbantes de l'organisme; ceci est tellement vrai que, lorsque le foyer miasmatique n'est pas très abondamment fourni, la chaleur, en le desséchant, loin de faire naître des fièvres, peut au contraire en opérer la cessation [1]. Ce n'est pas tout: le foyer paludéen est-il abondant, la chaleur, en élevant à son maximum et le dégagement et l'absorption du miasme, loin de développer *des fièvres intermittentes*, les fera au contraire cesser en leur substituant des fièvres *rémittentes* et même *continues*. Ce que

(1) Le foyer miasmatique est-il recouvert d'une couche d'eau considérable, la chaleur ne produira son effet *fébrifère* qu'après avoir mis le foyer à nu. De là ces variations dans l'époque de l'apparition ou de la cessation de certaines endémies de fièvres de marais.

j'avance ici ne saurait faire l'objet du moindre doute pour quiconque a observé, soit en Morée, soit en Algérie, la série ou la succession des fièvres dans l'évolution de l'année: intermittentes en hiver, elles y deviennent successivement rémittentes, puis continues, à mesure que, sous l'influence des chaleurs de l'été, il y a augmentation de matière miasmatique absorbée. La preuve que les choses se passent d'une manière identique dans la partie marécageuse de l'Italie, se trouve à chaque pas dans les divers auteurs qui se sont occupés des fièvres de cette partie de l'Europe. Lancisi dit textuellement dans son excellent ouvrage *de noxiis paludum Effluviis*: « *Adaucto vero æstu, febres continuæ atque etiam exitiales urgent.* » Le professeur Puccinotti, de Pavie, en parlant du *type continu* des fièvres de la Romagne, soutient que « *Queste febbri possono avere la medesima essenza, senza esser periodi-*

che.» (*Patologia induttiva dal professore Francesco Puccinotti. Napoli*, 1834.) En résumé, la chaleur, à elle seule, est impuissante pour produire une endémie de fièvres intermittentes, au développement de laquelle elle ne peut contribuer qu'à la condition préexistante d'un foyer miasmatique; 2° la chaleur peut faire cesser des fièvres intermittentes, soit en éloignant le foyer qui en renferme la cause réelle, soit en augmentant le dégagement du miasme paludéen, qui, à *haute dose*, détermine ordinairement une phénoménisation à type continu.

A l'appui de son opinion sur la pathogénie des fièvres intermittentes, M. Raymond Faure rapporte qu'à Modon les soldats français furent pris de ces fièvres, *bien qu'il n'y eût point de marais dans le voisinage;* il avoue cependant qu'une partie de la plaine est inondée durant les pluies d'hiver.

Mais, je le demande, l'inondation d'une plaine privée de toute inclinaison pour l'écoulement des eaux n'est-elle pas un marais, dans toute l'acception médicale du mot ? En second lieu, est-il bien exact de dire qu'il n'y avait point de marais dans le voisinage de Modon ? D'une part, le voisinage des marais de Navarin est un fait incontestable ; d'autre part, le défaut de culture avait, à l'époque de l'occupation de la Morée par l'armée française, favorisé de toutes parts et la stagnation des eaux et le développement d'une végétation essentiellement paludéenne.

Ces dernières observations, que j'ai faites sur les lieux mêmes, justifient donc complètement les doutes qu'exprime avec son admirable instinct médical M. Littré, dans le passage suivant : « N'y a-t-il point dans les « environs, à une distance plus ou moins « grande des lieux où M. Faure a fait ses ob-

« servations, quelque étang, quelque amas « d'eau, d'où l'été dégage des émanations mal- « faisantes ? Le sol lui-même n'est-il pas de « nature à conserver l'humidité qu'y ont dé- « posée les pluies de l'hiver, et à la rendre en « exhalaisons pendant les chaleurs ? » (Art. *Fièvres intermittentes*, du *Dictionnaire de Médecine* en 25 vol.)

Plusieurs circonstances me semblent avoir spécialement contribué à discréditer l'opinion qui considère l'absorption du miasme comme condition indispensable de la production des endémies de fièvres intermittentes : c'est qu'on oubliait qu'indépendamment des grandes masses d'eaux stagnantes, des circonstances tout-à-fait accidentelles, en réunissant sur un point donné une *certaine* (1) matière végétale,

(1) Je dis une *certaine matière végétale*, parce qu'il n'est nullement démontré que toute matière végétale soit propre à donner naissance aux fièvres dont il s'agit. Mais j'aurai occasion de revenir plus loin sur cette question d'étiologie.

de l'eau et du calorique, suffisent pour engendrer le miasme. D'autre part, quand l'apparition des fièvres intermittentes n'était justifiée ni par la nature des lieux ni par la saison, on perdait de vue que l'intoxication avait pu et dû s'effectuer antérieurement dans un pays et pendant une saison favorables au développement de la matière toxique.

Ainsi, Joseph Frank repousse la nécessité du miasme parce qu'il aurait observé à Wilna des fièvres intermittentes à une époque de l'année où par un froid de vingt degrés au dessous de zéro, « Les marais, étant pris en une « masse comme pierreuse, ne pouvaient rien « exhaler. » Evidemment l'exhalation et l'absorption du miasme s'étaient opérées antérieurement, et les organismes plus ou moins imprégnés de cette matière n'attendaient qu'une occasion propice, c'est-à-dire le froid, pour la production de la manifestation morbide.

Rien de plus ordinaire, à Toulon et à Marseille, même aux époques où nul habitant de ces deux cités n'est atteint de fièvre intermittente, que de voir des militaires arrivant de l'Algérie être pris de cette maladie sous l'influence du froid, d'un écart de régime ou d'une émotion, alors même que pendant plusieurs années de séjour en Afrique ils en avaient été complètement exempts. Pendant l'expédition de Walcheren, plusieurs militaires anglais qui n'avaient pas eu la fièvre en Hollande, en furent affectés *sept ou huit mois* après leur retour en Angleterre; elle fit tant de progrès que sur un bataillon d'environ sept cents hommes, vingt-un seulement lui résistèrent et qu'une cinquantaine succomba.

Après de tels faits, qui attestent d'une manière péremptoire combien le miasme des marais est susceptible de rester long-temps dans l'organisme *à l'état latent*, que penser des dénégations de M. Nepple, exprimées dans le passage suivant : « Les miasmes agissent *de suite*, en produisant des effets plus ou moins apparens, ou n'ont aucune prise sur l'économie animale ; leur incubation pendant plusieurs jours et même plusieurs mois, dans un individu bien portant, *est tout-à-fait hypothétique*, et les faits qu'on a cités de cette incubation ne prouvent autre chose sinon qu'on admet leur cause imaginaire plus facilement qu'une cause beaucoup plus naturelle. » (*Essai sur les Fièvres intermittentes et rémittentes des pays tempérés.*)

Cette opinion de M. Nepple est en contradiction flagrante avec l'observation de tous les temps, qui atteste de la manière la moins équivoque la possibilité de l'existence à l'*état latent* de l'intoxication des marais, laquelle, sous ce point de vue, ne présente rien d'exceptionnel. Je pense même que la disposition si grande des affections de marais aux récidives, même après que les malades se sont éloignés du foyer, n'est autre chose que l'expression de la persistance du séjour dans l'économie d'une portion de la substance marécageuse. Déjà l'expérience démontre qu'il en est ainsi pour l'intoxication par le plomb; « car chez les individus qui éprouvent des « rechutes, de maladies saturnines, » dit M. Tanquerel des Planches, « on constate « préalablement des signes positifs de la pré- « sence du plomb dans leur économie. » (*Maladies de plomb*, tome II, page 25.)

Action du froid.

Les auteurs qui, dans la pathogénie des endémies de fièvres intermittentes, admettent comme condition indispensable à leur production, l'absorption d'un miasme, s'accordent assez généralement à voir dans *le froid* un agent qui favoriserait la manifestation pathologique par une prétendue condensation du miasme, condensation ayant pour effet d'introduire dans l'économie, sous une forme plus compacte et en quelque sorte à plus forte dose, un agent toxique qui, raréfié par la chaleur, perdrait en partie ses propriétés fébrifères.

La seule réflexion que le froid favorise le développement de la fièvre, même chez les individus qui depuis long-temps sont éloignés du foyer miasmatique, aurait dû faire justice de cette opinion ; car, dans cette circonstance, où donc serait le miasme condensé, à moins qu'il ne s'agisse de celui qui est déjà renfermé dans l'organisme ?

Dans la production des maladies de marais, le froid me paraît exercer une action tout-à-fait identique à celle que nous lui connaissons dans la production des symptômes mercuriels (la salivation, par exemple), chez les individus soumis depuis quelque temps à une absorption de mercure. Personne n'ignore que, sous l'influence d'un abaissement brusque de la température, des individus sont pris de ptyalisme même assez long-temps après avoir cessé un traitement mercuriel. En un mot, c'est sur l'organisme et non sur la matière miasmatique que le froid produit son action.

Le professeur Chomel (*Dictionnaire de Médecine*, tome 17, page 128) a fort bien apprécié l'action du froid dans la production des maladies *par infection*. « Si l'on interroge, dit-il, un certain nombre de malades atteints de pleurésie, il est facile de se convaincre d'abord que beaucoup d'entre eux n'ont pas été exposés à l'action du froid, et que le petit nombre de ceux sur lesquels cette cause a agi, s'étaient exposés cent fois à un froid aussi vif sans avoir été atteints de pleurésie ou de toute autre maladie. N'en résulte-t-il pas clairement que l'impression du froid n'est ici qu'une cause occasionnelle d'un ordre très secondaire, et qui exige le concours d'une autre cause qui nous échappe et qui est cependant la cause principale ? »

Tant que, sous l'influence d'une température modérée, l'émonctoire cutané laisse un libre cours au travail épuratoire, l'équilibre appelé *santé* se maintient, il y a absence d'accidens; mais l'élimination qui s'opère par la peau vient-elle à être supprimée ou seulement diminuée, la maladie mercurielle ou miasmatique se manifeste.

Epidémies de fièvres intermittentes.

Des fièvres endémiques je passe à un nouvel ordre, c'est-à-dire aux épidémies de fièvres intermittentes dont les causes sont d'une appréciation un peu plus difficile. L'histoire de la médecine nous apprend qu'à diverses époques on a observé des épidémies de fièvre répandues sur une vaste étendue, présentant tous les caractères des endémies de fièvres, bien que le pays ne fût point marécageux [1]. Si la chimie est impuissante ici, comme dans les endémies, pour saisir la cause pathogénétique, en revanche l'induction ne nous permet point de ne pas admettre une viciation de l'air tout-à-fait analogue à celle qui produit les fièvres de marais. Des effets pathologiques identiques, ayant des indications identiques, ne peuvent que dénoter une identité dans les

(1) « La fièvre intermittente, dit M. Nepple, a été observée *partout*, mais elle ne s'est jamais développée d'une manière *épidémique* que dans les contrées qui recèlent des marais ou des étangs. » Il est impossible de partager cette opinion, et nous renvoyons pour la démonstration du contraire à la lecture de l'histoire des épidémies de Schnurrer (*Chronik der Seuchen*).

circonstances étiologiques. « Où en seraient « les sciences, s'écrie M. Pidoux, si l'esprit « n'admettait que ce qui peut frapper les cinq « sens ? Avez-vous vu le virus varioleux, le « virus syphilitique se diriger vers le tissu « de la peau et y produire, l'un, des pustules « varioleuses, l'autre, des pustules syphiliti- « ques ? En êtes-vous moins sûr du rapport « d'effet à cause qui lie ces deux faits ? » Je ne saurais trop recommander la lecture de l'article *Médication anti-phlogistique*, dans lequel l'auteur que je viens de citer a posé, de main de maître, les bases d'une nouvelle pathologie médicale, en même temps qu'il s'est placé très haut parmi les médecins écrivains de l'époque. (*Traité de Thérapeutique et de Matière médicale*, par MM. Trousseau et Pidoux, 1re édition.)

CHAPITRE IV.

Nature du miasme.

Les pathologistes qui se sont occupés de recherches sur la nature du miasme producteur des maladies de marais, s'accordent généralement à le considérer comme une émanation d'une matière organique en *décomposition*. Il s'en faut pourtant de beaucoup que cette opinion soit irrévocablement démontrée. En effet, l'observation clinique autant que les expériences physiologiques les plus modernes établissent que la matière organique *décomposée* semble plus propre à faire naître *des typhus* ou *des affections typhoïques* que des fièvres intermittentes ; d'autre part, il n'est pas rare d'observer ces dernières dans des localités où l'investigation la plus rigoureuse ne rencontre souvent aucune trace *actuelle* d'eau croupissante, mais où, par contre, avec un peu d'attention, on ne manque jamais d'apercevoir une végétation spéciale, caractéristique en quelque sorte des contrées marécageuses, et que, pour cette raison, j'appellerai *végétation paludéenne*, bien qu'elle appartienne également au sol depuis longtemps abandonné par l'homme. Favorisée dans son développement par la stagnation des eaux, par le défaut de culture, enfin par la nature volcanique du sol, cette végétation paludéenne semble au contraire ne pas s'accommoder à une inclinaison considérable du lit des cours d'eau. C'est ainsi que les fièvres intermittentes, presque inconnues sur les rives du Rhin depuis sa source jusqu'à Chur, apparaissent vers ce point jusqu'à Maïenfeld, s'effacent pour se montrer de nouveau de Strasbourg à Bingen, où elles disparaissent encore une fois pour reparaître à Cologne et plus spécialement dans le *delta* du Rhin, subordonnant partout leur manifestation ou leur absence au cours plus ou moins rapide du fleuve.

D'après cette opinion, la stagnation de l'eau et la matière végétale décomposée joueraient encore un rôle très important dans la pathogénésie des fièvres de marais; seulement au lieu de produire ces dernières directement et de toutes pièces, elles ne leur donneraient naissance que d'une manière médiate, c'est-à-dire en favorisant le développement d'une végétation spéciale dont les émanations seraient les causes réelles et directes de l'intoxication des marais.

Evidemment l'opinion que j'émets ici est loin encore d'avoir force de la chose démontrée ; cependant elle me paraît digne d'être prise en sérieuse considération. Il résulte d'une série d'expériences déjà commencées et que je compte continuer, qu'un certain nombre d'algues, entre autres la *chara vulgaris*, sembleraient douées de la propriété de produire les diverses manifestations pathologiques de l'intoxication des marais ; cette faculté pyrétogénésique appartient également au *rizophore* et au *calamus*, cependant avec quelques nuances inhérentes à chacune de ces substances en particulier.

C'est à la diversité de la végétation paludéenne dans les diverses parties du monde que l'on pourrait rapporter la diversité correspondante dans les manifestations pathologiques. On expliquerait enfin d'une manière plausible comment l'intoxication paludéenne

se phénoménise successivement dans trois grands *deltas*, tantôt sous forme de *peste*, tantôt sous celle de *choléra* ou de *fièvre jaune*:
Hic segetes, hic veniunt felicius uvæ.

Enfin, l'abondance de la végétation paludéenne dans telle année, son arrivée au point voulu de maturité dans telle saison, feraient comprendre tout ce qu'il y a de variable dans l'intensité des épidémies annuelles, et de fixe dans l'époque de leur apparition.

Dans le département de l'Ain, on attribue assez généralement les maladies d'automne à une plante très répandue dans les terrains marécageux de la Basse-Bresse et appelée *flouve* (*anthoxantum odoratum*). Cette plante fleurit pour la seconde fois à l'entrée de l'automne et répand alors une odeur infecte. (*Statistique du département de l'Ain*, page 206.)

M. Nepple, qui ne croit pas à la propriété *fébrifère* de la *flouve*, se fonde sur ce que, bien après la floraison de cette plante, la fièvre n'en continue pas moins de régner, même dans les localités où ce végétal ne se montre pas. A cette opinion il est permis d'objecter que la *flouve* peut fort bien être douée de la propriété fébrifère sans que celle-ci se rattache nécessairement à l'époque de la floraison ; d'autre part, si la fièvre s'observe dans les localités où la *flouve* manque, cela prouve seulement que ce végétal pourrait n'être pas le seul doué de propriétés pyrexiques. Toutefois M. Nepple reconnaît que la plante dont il s'agit répand une odeur fade, nauséeuse, et produit des vertiges et une céphalalgie sourde. (*Op. cit.*)

M. de Humboldt nous apprend que les racines du manglier et du mancenillier, lorsqu'elles ne sont pas recouvertes par l'eau, sont considérées par les habitans des deux Indes comme causes productrices de fièvres.

Le même savant attribue la fièvre jaune de Panama à ce que lors de la marée descendante une grande quantité de *fucus*, d'*ulves* et de *méduses* sont mises à découvert; il ajoute que leur *décomposition* répand dans l'air les miasmes producteurs de la maladie. En ce qui concerne la *décomposition* de ces divers végétaux, elle ne me semble nullement démontrée, et les émanations de la plante non décomposée, c'est-à-dire vivante, me paraissent beaucoup plus propres à expliquer le développement de la fièvre jaune. La décomposition rapproche tous les végétaux et tend à leur communiquer une action identique, la vie maintient leur spécialité.

CHAPITRE V.

Introduction du miasme dans l'organisme.

La matière miasmatique des marais pénètre dans l'économie par toutes les surfaces de rapport. « *Nemo dubitabit*, dit Lancisi, *quin eædem viæ sordido aeri patefiant quæ in nobis salubri apertæ sunt.* » Toutefois, bien que l'absorption pulmonaire soit, sans contredit, la principale voie d'introduction du miasme, cependant la grande perméabilité de la peau chez la femme ainsi que chez l'enfant doit faire jouer chez eux un rôle important à l'absorption cutanée, et c'est peut-être à cette circonstance, autant qu'à une sensibilité plus grande, qu'il faut imputer le cachet de gravité que revêtent chez cette classe de sujets les fièvres de l'Algérie.

En ce qui concerne l'absorption par la muqueuse bucco-anale, elle est moins généralement admise; on comprend toutefois que le rôle principal lui est dévolu lorsque la matière paludéenne, au lieu de pénétrer dans l'économie à l'état de miasme, vient à s'y introduire à l'état de solution dans l'eau servant de boisson.

Déjà Hippocrate, dans son livre *de l'Air, des Eaux et des Lieux*, avait constaté que l'usage en boisson des eaux marécageuses développe la rate : « *Bibentibus*, dit-il, *constat splenes esse magnos et plenos*. » Mais il est évident que l'hyperémie de la rate n'est qu'un symptôme de l'intoxication paludéenne et qui ne peut exclure les autres.

Selon M. Littré, l'opinion des auteurs qui attribuent à la mauvaise qualité des eaux la production des fièvres ne serait pas soutenable, « attendu que dans les lieux marécageux des individus ne buvant que du vin sont pris de cette maladie. » (*Dictionnaire de Médecine, loc. cit.*) Au fait, pourquoi des individus habitant un pays de marais et respirant par conséquent une atmosphère viciée par le miasme, échapperaient-ils, en buvant du vin, aux dangers de l'intoxication? Mais, d'un autre côté, si l'homme peut contracter la fièvre par la seule absorption pulmonaire, s'ensuit-il que l'intoxication ne puisse s'opérer par la muqueuse digestive? En aucune façon; car il n'y a pas de raison pour que la matière paludéenne, qui exerce une action délétère à l'état gazeux, c'est-à-dire à l'état de *miasme*, perde ses propriétés pathogénétiques en s'introduisant, dissoute dans l'eau, par la muqueuse gastro-intestinale. Que ce dernier mode d'absorption constitue une rare exception, rien de plus juste; mais enfin il existe, et dès lors il faut l'admettre. Le fait suivant en est un exemple fort remarquable en même temps que curieux à plus d'un titre :

Au mois de juillet 1834, le navire sarde l'*Argo*, parti de Bone avec cent-vingt militaires *en santé*, arrive au Lazaret de Marseille. Treize hommes sont morts dans cette courte traversée et ont été jetés à la mer, quatre-vingt-dix-huit sont déposés à l'hôpital du Lazaret, offrant les signes les moins équivoques de l'intoxication paludéenne, sous toutes les formes, sous tous les types, et portés chez quelques uns au plus haut degré de gravité, ou si mieux on aime, de *permi-*

cosité. Tandis que ces militaires se montrent atteints de fièvres *cholérique*, *épileptique*, *comateuse*, *tétanique* et autres, qui cèdent comme par enchantement au sulfate de quinine à haute dose, l'équipage du navire contraste d'une manière frappante par une santé intacte. Or, quelle pouvait être la cause d'une telle différence chez des individus qui avaient, en apparence au moins, subi des influences identiques? C'est là une question sur laquelle une enquête officielle dont je reçus la direction me procura les renseignemens les plus complets. L'enquête démontra que si les hommes de l'équipage avaient conservé la santé ils le devaient à la pureté de l'eau qui constituait leurs provisions particulières, tandis que les militaires avaient été contraints de boire une eau puisée près de Bone, dans un lieu marécageux, et embarquée avec précipitation au moment du départ. Les militaires qui avaient échappé à cet empoisonnement étaient ceux qui, ayant quelques économies, avaient pu acheter de l'eau aux marins sardes [1]. Ce fait démontre d'une manière péremptoire que la matière paludéenne à l'état liquide comme à l'état gazeux, absorbée par la surface gastro-intestinale comme par la surface bronchique, provoque également l'intoxication.

(1) J'ai dit plus haut que les malades présentaient les signes de l'intoxication paludéenne *sous tous les types*; en effet, et pour la première fois à Marseille, j'observai des *fièvres continues à quinquina*. Or, l'enquête démontra que les malades à fièvres continues étaient précisément ceux qui paraissaient s'être le plus saturés d'eau marécageuse.

CHAPITRE VI.

Antagonisme de l'intoxication des marais.

DIATHÈSE TUBERCULEUSE.

Ainsi que chaque pays possède non-seulement son règne animal, son règne végétal et ses produits minéraux caractéristiques, de même il possède aussi son *règne pathologique* à lui; il a ses maladies propres et exclusives ou antagonistiques de certaines autres.

L'endémicité de certaines maladies dans certaines contrées est une chose incontestable et qui, de tout temps, a fixé l'attention des observateurs. Ces maladies *endémiques* constituent des *épidémies locales* attachées au sol, comme d'autre part les épidémies sont en quelque sorte des *endémies errantes* ou *nomades*. Mais s'il est vrai que les affections endémiques ont de tout temps attiré l'attention des médecins, si, depuis long-temps, on a constaté l'endémicité de la plique en Pologne, du goître en Savoie, du crétinisme dans les gorges du Valais, des fièvres dans les pays marécageux, etc.; en revanche, l'immunité que donnent ces diverses endémies contre un autre ordre d'affections, avait, à peu de chose près, passé complètement inaperçue, tant les questions de géographie médicale sont encore aujourd'hui dans leur enfance. Eh bien! rien de plus vrai que si certaines *constitutions épidémiques* impliquent exclusion de certaines maladies, de même aussi les endémies paraissent entraîner certaines immunités.

S'il est d'observation que la coqueluche garantit de la rougeole et la scarlatine du typhus (1), l'expérience semble également démontrer des rapports antagonistiques entre l'intoxication paludéenne (2) et certaines diathèses pathologiques.

La rareté et même l'absence complète de la phthisie pulmonaire dans certaines localités est un fait incontestable et dont je n'entreprendrai pas la démonstration ; mais si tous les médecins s'accordent à le reconnaître, il s'en faut de beaucoup que jusqu'ici ce re-

(1) *Schœnlein's allgemeine und spezielle Pathologie und Therapie.*

(2) « Dans les lieux où des marais existent, dit M. Littré, la cause miasmatique a une telle puissance, que toutes les autres y sont subordonnées..... Dans les grandes villes, les influences du sol sont plus marquées ; mais dans les contrées livrées sans réserve à l'expansion des miasmes marécageux, l'influence du sol reprend tous ses droits, on en conçoit la portée et la grandeur, et l'on se tourne avec une attention réfléchie vers ces considérations qui avaient captivé à un si haut degré la vieille médecine d'Hippocrate. »

marquable phénomène ait été rapporté à sa véritable cause.

L'action, tantôt prophylactique, tantôt palliative de certains pays sur la diathèse tuberculeuse, a presque toujours été attribuée à une influence de *méridionalité*, de latitude géographique, ou, si mieux on aime, de température. Mais il s'en faut de beaucoup que l'observation justifie une telle interprétation, et pour s'en convaincre, il suffit de réfléchir que, si la fièvreuse Algérie exclut la phthisie pulmonaire, le delta du Rhin en Hollande l'exclut également, tandis que cette maladie, presque inconnue dans la partie marécageuse de la Romagne, depuis l'embouchure de l'Arno jusqu'à Terracine, sévit avec la plus cruelle intensité à Naples, à Malte, à Gibraltar et à Corfou.

« Le docteur Harrisson, de Hamcastle, assure que l'on voit très peu de phthisiques dans les cantons marécageux du Lancashire, tandis que cette maladie est très commune dans le reste du comté. Il rapporte même quelques exemples de phthisiques, dont les uns auraient obtenu un grand soulagement, tandis que les autres se seraient *entièrement guéris* en transportant leur domicile, d'un endroit sec et élevé, dans une situation basse et humide. » (*Principes d'hygiène*, par sir Sinclair, page 178).

Lancisi, à qui le fait de la rareté de la phthisie pulmonaire dans les pays de marais n'avait point échappé, en parle en ces termes : « *Quid quod tepor qui inter ipsos algores sinuosis iis locis a solaribus radiis excitatur affectis pulmonibus mederi solet.* »

Mais, si la phthisie tuberculeuse est rare dans la partie marécageuse du nord de l'Italie, en revanche, elle exerce de grands ravages dans certaines contrées méridionales de la

Péninsule. Il résulte d'un travail statistique, présenté par M. Journé à l'Académie royale de Médecine de Paris, qu'il y a eu à Naples, de 1835 à 1837, *six cent quatre-vingt-quinze* décès par suite de phthisie pulmonaire, c'est-à-dire 1 phthisique sur 2, 34 de la mortalité générale !

J'ai constaté mainte fois le même contraste dans le nord de l'Afrique. La rareté des maladies de poitrine, à Alger, est telle, qu'il m'y est arrivé bien souvent d'être chargé d'une visite de plusieurs centaines de fièvreux, sans avoir occasion d'appliquer une seule fois l'auscultation ou la pression des organes respiratoires. Sur un nombre total de 12,853 malades que j'ai traités tant à l'armée d'Afrique qu'au Lazaret de Marseille, j'ai rencontré seulement 31 phthisiques, dont 25 avaient incontestablement été tuberculeux avant leur embarquement pour la Morée ou pour l'Algérie. Il ne serait pas sans intérêt, pour l'élucidation de la question dont il s'agit, de consulter les registres de décès des Lazarets de Toulon et de Marseille, établissemens dans lesquels les réglemens sanitaires prescrivent l'ouverture nécroscopique de tous les passagers morts en cours de quarantaine.

On lit dans une lettre adressée à l'Académie de Médecine de Paris, le 23 octobre 1833, par M. Moreau, alors médecin militaire à l'armée d'Afrique, le passage suivant qui constitue une nouvelle preuve à l'appui de mon opinion :

« Je joins à ma lettre un tableau numérique des affections qui se sont présentées dans le service dont j'étais chargé à l'hôpital militaire de Bone ; il comprend un espace de deux ans et demi. On y voit que sur 6,245 malades 12 seulement figurent comme atteints de phthisie, et que sur 250 morts il n'y a que 6 phthisiques.

..... « Les affections des organes thoraciques se sont présentées si rarement à mon observation en Afrique, que leur étude m'est devenue très nécessaire, et que je suis venu me fixer à Paris afin de suivre les leçons et la pratique des grands maîtres qui traitent journellement ces maladies. »

...... « Enfin, monsieur le président, mon expérience et ma pratique en Afrique m'autorisent à conclure : 1° que la phthisie est extrêmement rare chez les habitans du pays ; 2° que les Européens en sont rarement atteints ; 3° que la marche de la maladie est enrayée chez les Européens phthisiques transportés en Afrique, etc., etc., etc. »

Mais, si tout ce qui précède atteste l'extrême rareté, pour ne pas dire l'absence, de la phthisie dans la partie *essentiellement fièvreuse* de l'Algérie, cette immunité contre la diathèse tuberculeuse semble décroître en raison même de ce que l'on pourrait, au premier abord, appeler l'*assainissement* du pays ; de façon que telle contrée souvent plus méridionale, mais moins marécageuse que le littoral, prédispose d'autant plus à la phthisie qu'elle préserve davantage de la fièvre.

« Ainsi, à Constantine, dit M. Bonnafont (*Géographie Médicale de l'Algérie*), où les fièvres sont et moins graves et moins fréquentes qu'à Alger, on remarque un grand nombre d'individus atteints d'affections de poitrine, de scrophule, de rachitisme, etc., maladies presque inconnues à Alger. »

Or, si la phthisie, si rare dans le delta du Rhin, sévit avec tant d'intensité à Paris où, par contre, les fièvres de marais sont à peu près inconnues; si cette affection s'efface dans la partie marécageuse de l'Italie pour reparaître à Naples, de même qu'inconnue dans la partie fièvreuse de l'Algérie elle se manifeste de nouveau à Constantine, je le demande, est-il permis, avec de pareilles données, de rapporter, comme cela s'est fait jusqu'ici, l'immunité de certains pays contre la phthisie à une influence de *méridionalité* ou de température? N'est-il pas, au contraire, de toute évidence que l'immunité anti-tuberculeuse est ici essentiellement le fait de la nature du sol et de ses émanations sur l'organisme?

Comment, lorsque le tuberculeux de Bruxelles obtient les effets les plus salutaires de l'habitation des marais du delta du Rhin, et qu'il suffit au phthisique de Marseille de se transporter à Hyères pour obtenir aussitôt une amélioration notable dans sa santé, cette influence médicatrice du changement de lieu serait-elle attribuée à la seule action de la chaleur? Cela est impossible.

Tout récemment encore, un habitant du

nord de l'Europe, atteint d'affection grave et rebelle des organes respiratoires, me fut adressé à Marseille; il se rendait à Hyères, accompagné de deux dames jouissant toutes deux d'une bonne santé. Peu de temps après son arrivée dans cette dernière ville j'appris que sa santé s'était complètement rétablie, mais, qu'en revanche, les deux dames dont il vient d'être question avaient été prises de *fièvre intermittente*. Voilà j'espère un exemple frappant d'un sol marécageux qui guérit les poumons de l'un et donne la fièvre aux autres !

Ce qui se manifeste en grand sur les populations des pays marécageux semble parfois s'observer en petit chez l'homme placé sous l'influence de l'intoxication marécageuse : suivant l'illustre Schœnlein, professeur à l'Université de Berlin, il n'est pas rare de voir tel nerf qui était affecté de douleur intermittente devenir le siége d'une dégénérescence tuberculeuse après la disparition de cette douleur, laquelle n'est souvent, comme on sait, autre chose que l'expression de l'intoxication des marais.

Laënnec, sans avoir entrevu la loi d'antagonisme pathologique que je signale entre l'infection paludéenne et la diathèse tuberculeuse, rapporte cependant plusieurs faits qui tendent à la confirmer.

« On a vanté, dit ce grand pathologiste (*Traité de l'auscultation médiate*), comme moyen thérapeutique de la phthisie pulmonaire, l'air chargé de vapeurs méphitiques, *telles que celles de l'eau croupie*. »

.... « De tous les moyens tentés jusqu'ici contre la phthisie, il n'en est aucun qui ait été suivi plus souvent de la suspension ou de la cessation totale de la phthisie que *le changement de lieu*. »

Ceci est très vrai ; mais voyons maintenant de quelle nature est ce changement de lieu proposé par notre auteur :

.... « *Les bords de la mer, surtout les climats doux et tempérés*, sont, sans contredit, les lieux où l'on a vu guérir un plus grand nombre de phthisiques. »

Ici Laennec se trompe de la manière la plus évidente : Marseille et Naples sont là pour l'attester. Nulle part la phthisie pulmonaire n'est plus fréquente que dans ces deux villes maritimes. Pour corroborer son opinion favorable à l'action médicatrice des émanations de la mer, l'auteur ajoute : « Le témoi-« gnage de l'antiquité s'accorde sur ce point « avec celui des modernes...... Celse indique « comme moyen convenable et commode *les « voyages d'Italie et d'Egypte*. Depuis un temps « immémorial, les médecins de presque toute « l'Europe envoient leurs phthisiques à Nice

« ou à *Hyères ;* les Anglais recommandent en « outre la côte du Devonschire et les îles « Canaries. »

Mais si l'action anti-tuberculeuse était réellement l'effet de l'influence *des émanations de la mer*, à quoi donc servirait ce choix si nécessaire de telle ou telle autre localité maritime ? C'est qu'apparemment l'*influence purement maritime* est peu de chose, ou plutôt elle est nulle ; je pourrais avancer, en m'appuyant des témoignages les plus respectables, que cette influence est même nuisible aux phthisiques. En voici la preuve :

« Une autre maladie bien plus sérieuse, dit « Fodéré (*Hygiène publique et médecine lé-* « *gale*, tome v, page 251), et particulière- « ment *affectée aux côtes maritimes*, *c'est la* « *phthisie pulmonaire* précédée de l'hémop- « tysie. Cette maladie est très commune dans « le département des Alpes maritimes, *parti-*

« *culièrement sur le littoral*....... J'ignore « pourquoi les anciens médecins envoyaient « les phthisiques sur les plages maritimes ; « car, de nos jours, toutes les observations « des praticiens qui habitent les côtes fran- « çaises de la Méditerranée *tendent à prouver* « *que l'air marin est contraire au très grand* « *nombre de ces malades*....... J'ai vu plu- « sieurs Anglais, qui étaient venus chercher « la santé à Nice, y trouver la mort avec une « rapidité effrayante. »

On le voit, rien n'est plus contestable et à la fois plus contesté que l'action bienfaisante de l'atmosphère maritime sur la diathèse tuberculeuse, et si quelques contrées situées sur le littoral, tels que l'Egypte, une partie de l'Italie, Hyères et le Devonschire, agissent d'une manière favorable sur les phthisiques, c'est évidemment *malgré* les émanations maritimes et non *par* elles ; mais poursuivons :

« J'ai essayé d'établir, l'hiver dernier, dit « Laennec (*Op. cit.*), dans une petite salle de « l'hospice de la clinique, une atmosphère « marine artificielle, à l'aide du varec frais « (*fucus verrucosus*), appelé *goëmon*. »

L'action anti-tuberculeuse du goëmon me paraît beaucoup plus admissible que celle des émanations maritimes proprement dites; mais, d'une part, le goëmon est loin de se rencontrer dans toutes les localités maritimes; d'autre part, l'apparition de ce varec coïncide assez souvent avec des endémies de fièvres intermittentes dont il pourrait bien être la cause. Que l'on se rappelle ce qui a été dit plus haut, sur *la nature du miasme*. Mais ce qui achève de démontrer que Laennec ne se doutait pas de la loi d'antagonisme que je signale, c'est le passage suivant : « *Les fièvres « intermittentes* graves paraissent être assez « souvent *des occasions favorables* au dévelop-

« pement des *tubercules* ; car il n'est pas rare « de trouver, à l'ouverture des corps des « sujets qui ont succombé à ces maladies, « quelques tubercules souvent assez volumi- « neux dans le poumon. »

Que les fièvres non marématiques, que les fièvres typhoïdes, auxquelles on réserve aujourd'hui très improprement et exclusivement le nom de *continues*, ne soient point antagonistiques à la diathèse tuberculeuse, rien de plus juste; je dirai même que les pays à phthisie sont assez généralement aussi pays à fièvres typhoïdes; en outre, que *certaines* fièvres intermittentes se concilient fort bien avec la tuberculisation pulmonaire, je l'accorde également. Pourquoi donc, par exemple, *ces fièvres intermittentes qui surviennent après la résorption de la matière tuberculeuse à faible dose* préserveraient-elles de la phthisie, dont elles sont au contraire l'effet et une des expressions? Ce que je soutiens, c'est que l'absorption de la matière pathogénétique des fièvres de marais ou, ce qui est synonyme, la viciation du sang par cette substance, constitue, dans de certaines limites, une immunité contre la diathèse tuberculeuse.

M. Costallat, dont les honorables efforts pour obtenir l'établissement à Alger d'une maison de santé spécialement consacrée au traitement des tuberculeux, soulevèrent, il y a quelques années, de si vives discussions au sein de l'Académie de Médecine de Paris, M. Costallat était lui-même fort loin d'entrevoir la loi de l'immunité anti-tuberculeuse: « Je me suis souvent demandé, dit ce médecin, quelle pouvait être l'influence *des climats chauds* contre la phthisie; la plupart des médecins y croient; mais il y a *tant de contradictions* à cet égard dans les auteurs.... etc. »

Dans une lettre adressée aux minitres de

la guerre et de la marine, ce médecin s'exprime ainsi :

..... « L'art est presque toujours impuissant contre la phthisie pulmonaire... elle est rare *dans les pays chauds*... »

Ainsi, d'une part, l'on voit que M. Costallat tend à attribuer *aux climats chauds* la rareté de la phthisie pulmonaire ; d'autre part, il constate le désaccord des auteurs sur cette prétendue influence bienfaisante de la température, désaccord dont chacun désormais pourra facilement s'expliquer la cause.

On lit à l'article acclimatement, du *Dictionnaire de médecine et de chirurgie pratiques*, que les nègres importés dans l'île de Ceylan y meurent tuberculeux, tandis que les Anglais y succomberaient à la dysenterie. Cette assertion me paraît avoir besoin d'être vérifiée ; en tous cas, je la déclare en contradiction formelle avec tout ce qui s'observe dans les autres pays à fièvres, et à Alger en particulier, où l'on voit l'Arabe aussi bien que l'Européen mourir par le gros intestin [1] et jamais par le poumon.

Ceci me conduit naturellement à dire un mot de la prétendue loi assez généralement admise, et d'après laquelle les affections des organes thoraciques seraient dévolues en partage au Nord, tandis que le Midi aurait, en quelque sorte, le monopole des affections abdominales. Rien n'est moins exact, à mon avis, qu'une pareille assertion. Ce que j'ai rapporté plus haut du caractère des maladies à Constantine et à Naples, détruit d'une manière irrévocable la loi dont il s'agit, et

(1) Les maladies du nord de l'Afrique *localisent* sur la portion inférieure de l'intestin, et non, comme on le dit souvent, sur le tube *gastro-intestinal*. Rien de plus commun que de rencontrer dans les nécropsies le gros intestin complètement désorganisé, sans que l'estomac et l'intestin grêle présentent la moindre trace de lésion.

lorsque Broussais proclamait que les mêmes régimens français qui, en Hollande, étaient décimés par les maladies de poitrine, eurent plus tard à lutter, en Italie, contre des affections abdominales, c'est que bien certainement ces régimens avaient quitté la partie non marécageuse de la Hollande pour habiter ensuite les contrées de la péninsule Italique, où règnent habituellement des fièvres. J'ai la conviction que les résultats eussent été diamétralement opposés si ces troupes eussent quitté le *delta* du Rhin pour se rendre directement à Naples.

Et comment en serait-il autrement ? En Hollande comme en Italie, le mercure agit sur les organes salivaires, l'ergot de seigle sur l'utérus, la cantharide sur les organes génito-urinaires; et la matière paludéenne, qui possède une action manifeste, incontestable sur les organes abdominaux en général, sur la râte et le gros intestin en particulier, cette matière miasmatique, seule de toutes les substances toxiques, perdrait ses affinités électives et *localiserait* différemment suivant les divers pays! Cela est impossible, cela n'est pas.

Toutefois, on me comprendrait mal si l'on admettait que je conteste à une température élevée, soit qu'elle exprime un plus grand rapprochement de l'équateur, soit qu'elle résulte de l'évolution annuelle, toute action sur la *physionomie* des maladies en général et sur la diathèse tuberculeuse en particulier. On verra, au contraire, dans la suite de ce travail, quelle importance j'attache au maintien de l'épuration normale de l'organisme par les surfaces cutanées et ses divers *prolongemens muqueux ;* or, nulle influence assurément n'est plus que la chaleur appelée à favoriser le libre cours de cette double élimination dont le ralentissement et, à plus forte raison, la suppression, sont, sans contredit, la source du plus grand nombre des maux qui affligent l'humanité.

Le point sur lequel j'insiste ici est inscrit en tête de ce chapitre : il est le seul dont je m'occupe en ce moment. Pour bien apprécier l'état de l'opinion sur l'influence que certains pays semblent exercer sur la phthisie tuberculeuse, peut-être est-il convenable de se reporter un instant aux fameux débats soulevés à l'Académie de Médecine de Paris par la demande de M. Costallat.

Le ministre des travaux publics et du commerce ayant consulté ce corps savant sur la question qui lui était soumise, M. Louis fit à ce sujet un rapport dont je vais extraire quelques passages [1] :

(1) Séance du 11 octobre 1836.

..... « Sans doute, disait M. Louis, on croit assez généralement que *les climats chauds* sont peu favorables au développement de la phthisie, qu'ils peuvent en retarder la marche, et c'est surtout dans l'espoir d'atteindre ce dernier but que les médecins de tous les pays envoient les malades atteints de phthisie peu avancée *dans le Midi* de la France, en Italie, ou dans d'autres pays à *température égale et douce*. D'autres, un peu moins confians dans l'efficacité *de la chaleur*, conseillent encore aux phthisiques qui habitent un pays humide et froid le séjour dans un *pays plus sec et plus chaud*, mais dans la pensée surtout qu'un changement profond dans les habitudes peut avoir une influence heureuse sur la marche et la terminaison d'une maladie dont les causes sont assurément fort obscures. »

« Quelle que soit d'ailleurs l'opinion qu'on

se forme de l'influence des *climats tempérés* sur la marche de la phthisie, on est porté à croire qu'ils sont utiles à ceux qui sont atteints de cette maladie, en les mettant à l'abri des affections qu'il est si difficile d'éviter, l'hiver, dans les pays froids, surtout quand au froid se joint l'humidité; mais avons-nous la certitude qu'on ait pu, au moyen d'un séjour suffisamment prolongé dans un climat tempéré ou chaud, arrêter la marche d'un seul cas de phthisie bien constatée? Sommes-nous même bien sûrs que ce changement de *climat* retarde d'une manière notable la marche de la maladie? *Évidemment non.* »

...... « Encore, si les phthisiques étaient rares en Italie, on pourrait croire avec assez de vraisemblance qu'un séjour plus ou moins prolongé dans quelques parties de ce beau pays peut arrêter la marche de la phthisie et rendre les phthisiques à la santé; mais qui ne sait que *les tuberculeux abondent en Italie ?* »

..... « Ainsi, d'une part, une température douce n'empêche pas le développement des tubercules, au moins dans les pays dont nous connaissons le mieux la constitution médicale. »

..... « Comment croire que le *climat* d'Alger soit favorable aux phthisiques, et conseiller dans cette vue la formation d'un établissement consacré au traitement des phthisiques en Afrique ? »

..... « En attendant, messieurs, vos commissaires vous proposent de répondre au ministre : 1° que dans l'état actuel de la science, on ne saurait assurer que le climat d'Alger peut favoriser la guérison de la phthisie, etc., etc. »

Il résulte bien évidemment de ce rapport

qu'aux yeux des commissaires du premier corps médical de France, à l'époque du 11 octobre 1836, l'immunité dont jouissent les habitans de certains pays contre la phthisie pulmonaire, se réduisait en dernière analyse à une question de *climat*, de *température* ou de *chaleur*.

Le rapport de M. Louis ayant été mis à la discussion, un grand nombre d'académiciens prirent part aux débats. Examinons seulement les opinions ayant quelque connexité avec la question qui nous occupe :

1° « *M. Londe* désirerait voir modifier les conclusions; il voudrait que l'on y reconnût que tous les pays situés sous *la latitude d'Alger* sont favorables aux phthisiques. » — Je ne ferai qu'une seule observation : la fréquence de la phthisie pulmonaire à Gibraltar, dont la latitude géographique est celle d'Alger, donne la mesure de l'exactitude de cette opinion.

2° « M. Bouillaud objecte à l'opinion de M. Louis, concernant l'obscurité de la pathogénie des tubercules, que lorsque l'on a lu avec attention le traité des *phlegmasies chroniques* de Broussais, on ne peut nier l'influence du *froid humide* sur la production de la phthisie. »

L'opinion qui considère les affections de poitrine en général et la tuberculisation pulmonaire en particulier comme l'apanage du Nord, tandis que les maladies abdominales appartiendraient spécialement aux contrées méridionales, cette opinion est en contradiction tellement flagrante avec l'observation, que je ne puis résister au besoin de m'inscrire contre elle, malgré l'autorité du grand nom qui la protége de son puissant patronage.

Que dans les pays à phthisie, qu'à Londres, par exemple, et à Paris, le froid humide *favorise* le développement de la diathèse tuberculeuse, je l'accorde très volontiers; mais qu'il en soit de même dans les contrées paludéennes, ce serait donner à l'action du froid une extension en contradiction formelle avec l'observation de tous les temps et de toutes les localités marécageuses. Que l'on interroge plutôt sur cette question les habitans des marais, depuis le nord de la Hollande jusque dans l'intérieur de l'Afrique, et l'on verra si leur réponse unanime ne confirme pas ma dénégation. Il est peu de pays dans lesquels le froid humide se rencontre à un plus haut degré qu'à Alger; eh bien! l'y voit-on jamais produire des accidens tuberculeux? Jamais. De même que sur un individu soumis à un traitement mercuriel et vivant en quelque sorte avec une *diathèse mercurielle à l'état latent*, le froid sec ou humide ne développe en général que des accidens mercuriels, la salivation, par exemple, ou l'irritation des gencives; de même aussi le froid venant à impressionner un organisme placé sous l'influence de l'intoxication marécageuse, n'en fera jamais sortir autre chose qu'une fièvre ou, pour parler plus exactement, qu'une maladie de marais.

Chargé, en 1836, des fonctions de médecin en chef de l'hôpital du Lazaret de Marseille, je reçus, vers la fin de cette année, un grand nombre de militaires malades qui avaient fait la première campagne de Constantine; je trouvai parmi eux beaucoup d'individus atteints de congélation des membres, tant le froid avait été intense, mais, je puis l'affirmer, il n'y avait pas un seul cas de maladie de poitrine.

Appelé, en 1837, à la direction du service médical de la seconde expédition de Constantine, j'eus occasion de traiter plusieurs centaines de militaires qui avaient subi l'action du froid humide : la pluie était tombée par torrens et avait détrempé le sol; l'armée entière couchait dans la boue; au camp de Mjez-Amar les malades gissaient par terre, n'ayant d'autre abri qu'une mauvaise tente presque toujours insuffisante pour empêcher la pénétration de l'eau. Eh bien! parmi ces nombreux malades soumis jour et nuit à l'influence du froid humide, il n'y en eut pas un seul atteint d'affection de poitrine. Jusqu'au moment de l'invasion du choléra, une seule maladie absorbait toutes les autres : c'était l'intoxication marécageuse sous toutes ses formes et sous tous ses types.

A ces diverses considérations je n'ajouterai plus qu'un seul fait : les troupes qui, après un séjour plus ou moins long en Afrique, reviennent en France, ressentent ordinairement assez long-temps l'influence du froid plus vivement, disposition qui, au premier aspect, semblerait favoriser chez elles le développement des affections thoraciques. Il n'en est rien cependant, et la modification imprimée à l'organisme par l'habitation des localités marécageuses est telle que, même après les avoir quittées, l'homme ne produit pendant long-temps que les maladies de ces contrées et reste plus ou moins réfractaire au génie épidémique de son nouveau séjour. Ainsi, par exemple, à Marseille, où la fièvre typhoïde et les affections de poitrine règnent en quelque sorte d'une manière permanente parmi la garnison, on voit les troupes revenant d'Afrique rester souvent fort long-temps étrangères à ces deux manifestations pathologiques et ne produire que les maladies de l'Algérie, telles que fièvres intermittentes, diarrhées et jusqu'aux fièvres pernicieuses, lesquelles ne s'observent jamais chez les militaires de la garnison. Et que l'on n'invoque point pour l'explication de ces faits de prétendues récidives dues à une tendance de l'organisme à reproduire certains phénomènes. D'une part, ces particularités pathologiques se rencontrent même chez les individus qui, pendant leur séjour en Afrique, n'avaient jamais été malades; d'autre part, je repousse de la manière la plus formelle et comme contraire à l'observation la prétendue tendance de l'économie à certaines reproductions. Ainsi, l'organisme qui a produit une première fois la variole, la rougeole, la scarlatine ou le typhus, est plutôt réfractaire que disposé à une seconde manifestation de ces mêmes maladies. S'il en est autrement des maladies de marais et de plomb, c'est tout simplement que le stimulus de ces dernières est d'une élimination plus difficile et que l'organisme restant soumis à l'intoxication reste alors disposé à en reproduire l'expression symptomatologique. Ainsi donc, d'une part, des individus arrivant d'un pays méridional mais paludéen dans une contrée plus septentrionale et à la fois plus froide, se montrent réfractaires aux affections de poitrine de cette dernière; d'autre part, cette même immunité se retrouve dans les localités marécageuses de la Hollande et même de la froide Angleterre (*Harrisson*). Voilà autant de faits qui renversent le dogme de la prétendue fréquence des maladies de poitrine dans les pays *froids*, en même temps que Constantine, Malte, Naples et Gibraltar sont là pour attester que ces affections sont loin d'être rares dans les contrées méridionales. Si après avoir étudié la question des maladies *thoraciques* on examine les affections *abdominales* sous le même point de vue, on ne tarde pas à reconnaître que, rares dans les contrées méridionales non paludéennes, elles sont au contraire fréquentes dans les localités marécageuses du Nord.

De tout ce qui précède, il découle manifestement que la rareté ou la fréquence des affections thoraciques et abdominales dépend beaucoup moins de la latitude géographique ou de la température des lieux que du caractère sec ou marécageux du sol. Toutefois, la latitude géographique, comme élément de température, peut encore dans tout ceci jouer un rôle important, mais qui n'est pas celui qu'on lui prête généralement. Le dégagement du miasme étant indispensable à la production de l'intoxication, il est évident que le climat et la saison les plus favorables à la vaporisation de la matière paludéenne sont aussi les plus propres à augmenter la somme d'immunité que cette dernière procure. Mais revenons à la discussion de l'Académie de Médecine, relative à la demande de M. Costallat :

3° « M. Marc pense que *la chaleur* enraie et suspend la marche de la phthisie. »

4° « M. Esquirol fait observer qu'il n'est pas indifférent d'envoyer les personnes menacées de phthisie dans *toutes les parties de l'Italie* indistinctement ; il s'y trouve *plusieurs contrées* sur lesquelles il serait *dangereux* de diriger des malades. »

Cette observation est d'une justesse remarquable ; seulement, M. Esquirol n'indique point la loi à suivre dans le choix des lieux sur lesquels il faut diriger les phthisiques.

5° « M. Larrey demande la modification de la première partie des conclusions du rapport, en ce qu'elle tend à laisser croire que la phthisie peut guérir *par la seule influence du climat.* »

Le vénérable doyen de la chirurgie militaire, qui, dans sa longue et glorieuse carrière, avait visité tant de pays situés sous les latitudes les plus variées, ne pouvait, en effet, admettre la possibilité de la guérison des tubercules par la seule influence du climat.

Enfin, il résulte de la discussion de l'Académie de Médecine qu'à part quelques légères dissidences, l'opinion de la grande majorité des membres de ce corps savant était « que les climats chauds ne sont point indistinctement favorables au traitement des « affections tuberculeuses du poumon. » Sur ce point, je partage complètement l'opinion de l'Académie, avec cette seule différence que je crois pouvoir préciser la loi de l'immunité anti-tuberculeuse que présentent d'une manière si remarquable certaines localités.

Au reste, il ne suffit nullement à un sol, pour être favorable aux phthisiques, de renfermer en puissance dans son sein l'élément producteur de l'intoxication paludéenne, il faut, par dessus tout, qu'il le dégage et le mette en contact avec les surfaces absorbantes de l'organisme, afin d'en imprégner le sang. Or, pour cet effet, un certain degré de température, plus encore qu'une certaine latitude géographique, est indispensable, et cela est tellement vrai que, même à Alger, l'on voit, sous l'influence de la diminution du dégagement du miasme, en hiver, diminuer aussi l'immunité contre les affections de poitrine. On comprend aussi, d'après tout ce qui vient d'être dit, que la saison des fièvres, dans une localité marécageuse du Nord, doit agir plus favorablement et plus efficacement dans le traitement d'une affection de poitrine que ne le feraient les chaleurs les plus intenses de Marseille, de Naples, de Gibraltar ou de Corfou.

L'action anti-tuberculeuse du miasme paludéen une fois admise, en résulte-t-il que pour traiter un tuberculeux il faille de toute nécessité lui donner une fièvre de marais? En aucune façon. De ce que le mercure guérit la syphilis, de ce que l'arsenic constitue un des antidotes les plus puissans contre l'intoxication marématique, il ne saurait venir à l'idée de personne qu'une maladie mercurielle ou arsénicale soit la condition indispensable de la curation de la vérole ou de l'intoxication des marais.

FIÈVRE TYPHOÏDE.

J'ai cherché à établir dans le paragraphe précédent les rapports d'antagonisme qui existent entre l'intoxication paludéenne et la tuberculisation pulmonaire. Cependant, si l'on en croit les auteurs, là ne se borneraient point les antipathies de l'infection par la substance des marais. « Bien que l'influence salutaire des *fièvres intermittentes* ait été exagérée, dit Joseph Frank (*Op. cit.*), il faut pourtant avouer avec Bœrhaare, Fr. Hoffmann et autres grands praticiens, qu'elles ont guéri la lèpre, la céphalée périodique, et d'autres douleurs habituelles, l'apoplexie, la paralysie, l'épilepsie, l'hypochondrie et beaucoup d'autres affections. »

Sans prendre au pied de la lettre une telle assertion, il est incontestable que l'influence des contrées marécageuses, désignée par les auteurs sous la dénomination impropre de *fièvres intermittentes*, semble rendre l'organisme réfractaire à certaines manifestations pathologiques parmi lesquelles je n'insisterai ici que sur la *fièvre typhoïde*.

« Je ne sais, dit M. Littré [1], à quel point la domination de la fièvre typhoïde va en s'affaiblissant à mesure qu'on s'avance vers les régions équatoriales, et c'est une question de géographie médicale sur laquelle on ne possède, pour ainsi dire, aucun élément de solution ; toujours est-il que l'empire des fièvres rémittentes et continues suit, en général, une progression décroissante de l'équateur vers les contrées froides. Sans doute, des marais étendus, des inondations périodiques, des pluies annuelles, abondantes, des étés particulièrement chauds, et enfin des causes inconnues, produisent dans certaines localités, froides ou tempérées, des fièvres rémittentes et même continues, lesquelles peuvent prendre une grande intensité. *Mais il est constant que ce qui est acci-*

(1) *Traduction des OEuvres d'Hippocrate.*

dentel dans les pays froids ou tempérés, devient permanent dans les pays chauds (1). Ainsi, en laissant de côté ce qui est accidentel, et en marchant vers le Midi, on voit les fièvres intermittentes, remittentes et pseudo-continues grandir démesurément et imprimer à la pathologie un cachet tout spécial.»

Mais si rien n'est plus vrai que cet affaiblissement de la fièvre typhoïde, dont parle M. Littré, ce serait commettre une grave

(1) Comment donner une preuve plus puissante de l'identité de nature qui unit les fièvres de marais à celles des pays chauds? Partout même manifestation, même traitement, même antagonisme. Trop long-temps le préjugé a maintenu une ligne de démarcation injustifiable entre les fièvres de marais et les fièvres des pays chauds. Il est temps de faire cesser une telle erreur. La dénomination générale de *fièvre intermittente*, qui ne s'adaptait point à la phénoménisation *continue* des fièvres des pays chauds, peut ici encore revendiquer une large part dans la confusion que je signale. Je ne saurais trop insister sur ce point : les fièvres de marais de la Hollande reconnaissent la même *nature* que celles de la Bresse, de la Corse, de la Romagne, de l'Algérie, du Sénégal et de l'Inde.

erreur que de l'attribuer au simple rapprochement de l'équateur. Il en est sur ce point de la dothiénentcrie comme de la tuberculisation pulmonaire qui, elle aussi, s'affaiblit en thèse générale à mesure que l'on avance vers les régions équatoriales, mais que nous avons vu reparaître dans les pays chauds en raison directe de l'affaiblissement des fièvres de marais. La fièvre typhoïde semble même partager à tel point l'antagonisme de la phthisie pulmonaire pour l'intoxication des marais, que la rencontre de la diathèse tuberculeuse dans une contrée est un indice presque certain du règne de la dothiénenterie dans la même localité.

Sur des milliers de malades, je n'ai pas constaté une seule fois la fièvre typhoïde en Morée; dans la partie fiévreuse de l'Afrique, elle ne s'observe jamais chez les indigènes, et je ne l'y ai rencontrée chez les Européens que sur des jeunes gens nouvellement débarqués et qui paraissaient avoir quitté la France dans la période d'incubation de la maladie. Un mois après l'arrivée sur le sol algérien, l'organisme, influencé par le miasme paludéen, se montre déjà réfractaire à la production de l'énanthème dothiénentérique. A Marseille même, où cette maladie exerce presque toute l'année ses ravages dans la population, et spécialement dans la garnison, j'ai pu constater souvent une remarquable immunité anti-dothiénentérique sur de grandes masses de militaires arrivant d'Afrique, soit convalescens, soit atteints encore de fièvres intermittentes.

Toutefois, cette immunité que je signale existe dans ce cas à un degré moindre qu'à Alger, où l'organisme puise en quelque sorte chaque jour de nouveaux élémens d'antagonisme dans le foyer miasmatique. Ces diverses considérations m'empêchent de partager l'opinion de M. Forget, qui, après avoir constaté le *manque « d'élémens nécessaires pour pouvoir prononcer sur l'influence des climats*, » admet cependant que la fièvre typhoïde est « *probablement une maladie de tous les pays* » (page 450), et finit même par croire (page 843) avoir « *prouvé qu'elle peut se développer en tout temps, en tous lieux et en toute circonstance.* » (*Traité de l'entérite folliculeuse*. Paris, 1841.)

Mais, dira-t-on, s'il y a antagonisme entre l'intoxication paludéenne et la fièvre typhoïde, comment concilier avec cet antagonisme le passage des fièvres d'Afrique à *l'état typhoïde*, signalé par quelques auteurs, et l'existence de *fièvres continues* en Algérie ?

Ainsi, M. Maillot (1) rapporte que les fiè-

(1) *Traité des fièvres ou irritations cérébro-spinales intermittentes*. Paris, 1836.

vres *pseudo-continues*, c'est-à-dire celles que j'appellerai *continues-marématiques*, peuvent devenir rémittentes ou intermittentes et même *typhoïdes* (page 227). Mais, je le demande, cette seule faculté d'une fièvre de passer à la remittence ou à l'intermittence, n'indique-t-elle pas suffisamment qu'il ne s'agit ici pas le moins du monde d'une transformation en fièvre dothiénentérique? N'est-il pas évident que l'expression *typhoïde* est ici employée dans un sens fort éloigné de son acception ordinaire?

En ce qui concerne les *fièvres continues* que l'on rencontre dans les pays chauds et marécageux, sont-elles bien la dothiénentérie vis à vis laquelle j'ai dit qu'elles affectaient au contraire des rapports antagonistiques? En aucune façon; et la preuve en est que ces fièvres continues de marais sont réductibles à la rémittence et l'intermittence, qu'elles sont plus que toutes autres *fièvres à quinquina*, enfin, qu'elles n'affectent point cette marche fatale et à périodes sur laquelle l'art se montre d'ordinaire d'une impuissance déplorable.

Ainsi donc, et pour me résumer, je dirai :

1° Que l'intoxication paludéenne ou (ce qui pour nous est synonime) les fièvres de marais et des pays chauds excluent la fièvre typhoïde (1).

(1) Si l'on voulait une preuve irréfragable de l'erreur qui tend à considérer la fièvre dothiénentérique comme un diminutif du typhus, on la trouverait dans ce même antagonisme de l'intoxication paludéenne qui exclut la première, mais se montre impuissante à prévenir les effets pathologiques de l'encombrement, c'est-à-dire le typhus. Lors de l'expédition française en Morée, en 1828, j'ai vu dans la rade de Navarin l'entassement d'un certain nombre de malades atteints de fièvre intermittente dans l'entrèpont de trois navires servant d'hôpital, produire immédiatement le *typhus* ; de telle sorte qu'un individu arrivant avec une fièvre peu grave, souvent était trouvé mort quelques heures plus tard. Jamais je n'ai observé en Morée la *fièvre typhoïde ;* à Alger, où cette dernière forme pathologique est presque inconnue, j'ai vu souvent l'encombrement des condamnés militaires à la prison de la

2° Que le passage des fièvres de marais à l'état *typhoïde*, mentionné par quelques auteurs, n'est point le passage à l'état dothiénentérique.

3° Enfin, que les *fièvres continues* de marais et des pays chauds n'ont absolument rien de commun avec la grande pyrexie du Nord appelée fièvre typhoïde.

« Le nom de *continues*, dit M. Littré (*Op. cit.*), a été l'origine d'une grave confusion qui est loin encore d'avoir cessé, et qu'on aurait évitée si l'on s'était rigoureusement tenu dans les termes d'Hippocrate. En effet, ce mot a une toute autre signification dans les climats chauds que dans les climats tels que le nôtre (Paris). Les médecins qui ont écrit

porte Bab-el-Oued produire le *typhus*. J'ajouterai qu'en Afrique comme en Grèce cette dernière maladie ne m'a jamais offert, à l'autopsie, la lésion intestinale en quelque sorte caractéristique de la fièvre *typhoïde* ; la dothiénentérie *importée* à Alger la présente toujours.

sur les fièvres des pays chauds, les ont divisées en intermittentes, rémittentes et continues; ceux qui ont écrit sur les fièvres des pays froids, ont adopté la même division. Mais les continues des uns sont-elles les continues des autres? Pas le moins du monde; et l'erreur a été fréquemment réciproque; c'est à dire que les pathologistes des pays chauds ont été entraînés à assimiler nos fièvres aux leurs.»

...... « Il se trouve de nos jours que les principales écoles de médecine ont leur siége dans les régions tempérées et même froides : il s'est trouvé au contraire, dans les temps anciens, que les principales écoles avaient leur siége dans des régions beaucoup plus chaudes. De cette différence de position, il est résulté que la pyrétologie des pays chauds, qui n'est entrée dans l'enseignement des premières que d'une manière incomplète, et par le fait des médecins voyageurs, a constitué le fond même de l'enseignement des secondes. »

Je ne terminerai pas ce chapitre sans appeler l'attention sur divers faits d'antagonisme pathologiques qui me paraissent d'autant plus dignes d'intérêt qu'ils indiquent évidemment une loi à laquelle on n'a peut-être pas jusqu'ici attaché toute l'importance qu'elle mérite.

M. le baron Larrey a constaté l'état réfractaire des scorbutiques pour la peste. Le docteur Pittschaft dit avoir remarqué que la blennorrhagie uréthrale rendait l'homme réfractaire au typhus, et il ajoute qu'au Paraguay, la syphilis empêche la morsure du serpent d'être mortelle. C'est en vue de cette loi d'antagonisme que M. Klose a publié son *Traité des maladies considérées comme moyen prophylactique contre d'autres maladies* (1).

(1) *Ueber Krankheison als Mittel der Verhütung von Krankheiten*. Breslau, 1826.

N'est-ce pas sur ce grand phénomène d'antagonisme que repose toute la thérapeutique *médicale*, laquelle consiste essentiellement et de quelle manière qu'on l'envisage à substituer (au moyen de l'absorption des médicamens ou par des modifications de sécrétions) une diathèse sanguine nouvelle et factice à une diathèse pathologique? Ne faut-il pas ramener à la même loi cette remarquable immunité contre certaines affections que l'homme puise dans son âge, son sexe, son tempérament et jusque dans une première atteinte de certaines maladies (variole, fièvre typhoïde, etc.)? Enfin, n'est-ce pas en s'appuyant sur cette loi d'antagonisme pathologique que Raymond a écrit son remarquable traité des maladies qu'il est dangereux de guérir?

CHAPITRE VII.

Influence du degré de l'intoxication sur le type de la maladie.

CAUSE DE L'INTERMITTENCE.

Si l'on considère attentivement le mode de phénoménisation des maladies de marais sous des latitudes variées ou dans l'évolution des saisons de l'année ou enfin à divers degrés d'élévation au dessus du niveau du sol (1), on est frappé du rapport rigoureux dans

(1) *Vici qui tam alte quam Sepimo, i. e.* 306 *pedes, supra maris superficiem siti sunt miasmatibus non amplius infestantur.* Elementa nova geographiæ medicinalis, *scripsit Isensee. Berolini*, 1833.)

lequel se rencontre constamment le type de la manifestation morbide avec l'intensité du dégagement de la matière miasmatique, rapport tel que la progression dans *la dose* de matière dégagée par le foyer entraîne une progression correspondante de type de plus en plus *continue* de la maladie.

Le type tierce, qui domine dans le nord de l'Europe [1], est dominé lui-même dans les pays chauds par les types quotidien, remittent et même continu. En revanche, sous l'influence de l'accroissement progressif des chaleurs dans l'évolution annuelle, on voit

(1) On ne connaît jusqu'à présent la limite géographique des fièvres *intermittentes* que dans l'hémisphère boréal, où leur manifestation coïncide avec un certain degré de latitude nord qui varie, au reste, suivant les lieux. Ainsi, tandis que dans l'Asie moyenne elles atteignent à peine le 57e degré, elles s'étendent dans l'ouest de l'Europe jusqu'aux îles Schetland et dépassent même, en Suède, le 63e degré, de telle sorte que la limite septentrionale des fièvres intermittentes présente une courbe qui semble coïncider assez exactement avec la ligne isothermique de M. de Humboldt.

dans le nord de l'Afrique se dérouler une succession de types tout à fait analogue à celle que produisent les marais dans leur rapprochement progressif de l'équateur, de telle façon que les fièvres tierces de l'hiver y sont successivement remplacées par les quotidiennes, les rémittentes, et enfin par les *continues*.

« Selon que les marais, dit Fodéré, se trouvent dans les climats chauds ou dans les climats froids, ils produisent des fièvres qui sont d'une nature différente. Aussi, les fièvres marécageuses des pays chauds sont-elles des rémittentes bilieuses..... Celles des pays froids tendent davantage en longueur. » (*Traité d'hygiène publique*.)

M. Nepple fait remarquer que « dans les *années très chaudes* les fièvres de marais sont violentes et débutent souvent par le type rémittent et même par le type *continu*. » Le même auteur ajoute que lorsque, dans la Bresse, la fièvre simple se prolonge en hiver, elle dégénère en quarte.

En comparant entre eux ces faits d'une incontestable vérité, en les rapprochant de certains phénomènes pathologiques d'une vérification facile dans la pratique médicale, on arrive en quelque sorte irrésistiblement à considérer les divers types des fièvres de marais, depuis *le plus rare* jusqu'au type continu, comme l'expression d'une intoxication progressivement croissante par le miasme pyrétogénésique, intoxication dont le degré le plus élevé répond, *la résistance de l'organisme étant supposée la même*, à la continuité la plus complète, comme la plus faible détermine les accidens morbides les plus *distans*, les plus *intermittens*.

Il pourra paraître difficile, au premier abord, de concilier ce qu'a de permanent ou de fixe une déviation sanguine, même légère (intoxication *à faible dose*) avec une certaine intermittence de phénoménisation fonctionnelle. Mais pour peu qu'on y regarde de plus près, on ne tarde pas à s'apercevoir que le miasme des marais est loin de constituer le seul modificateur dont l'absorption à faible dose se manifeste par des phénomènes plus ou moins distans entre eux. Sans parler de la matière qui constitue le virus de la rage, maladie essentiellement caractérisée par une allure paroxistique, je ne rappelerai ici que la noix vomique, l'ergot de seigle et le plomb. N'est-il pas reconnu que l'absorption ou, ce qui est synonyme, la modification du sang par des quantités de plus en plus considérables de ces substances, détermine des secousses nerveuses, des contractions utérines, des coliques de plus en plus rapprochées, au point que la saturation de l'organisme par ces divers modificateurs finit par exclure jusqu'au moindre intervalle ou, si mieux on aime, jusqu'à la moindre intermittence dans les manifestations dynamiques, et commande ainsi la continuité (1)?

Or, je le demande, pourquoi ce *fractionnement* de la manifestation dynamique que tout le monde admet comme fait incontestable pour les substances toxiques précitées,

(1) En ce qui concerne le plomb en particulier, l'augmentation de sa dose ne se traduit pas seulement par une modification du *type*, mais encore par certains changemens dans la *forme* pathologique, qui, sous l'influence d'un haut degré d'intoxication, montre une grande tendance à revêtir le cachet encéphalopathique : « Les individus ne peuvent, dit M. Tanquerel des Planches, être atteints d'encéphalopathie saturnine qu'en respirant de l'air *chargé* de plomb, et en en avalant *une certaine quantité*..... Aussi, n'avons-nous pas rencontré cette affection dans un grand nombre de professions dont les ouvriers ne disséminent pas une *grande quantité* de molécules de plomb, et cependant ces mêmes ouvriers sont atteints *d'autres maladies saturnines*, *entre autres de la colique*; il semble par cela même prouvé qu'il faut une plus grande quantité de molécules saturnines pour produire l'encéphalopathie que pour déterminer les autres maladies de plomb. » (*Traité des maladies de plomb*. Paris, 1839.)

ne serait-il pas également admissible pour la substance productrice des fièvres de marais? Pourquoi, lorsqu'un sang de plus en plus *chlorotique* ou anémique provoque des accidens névralgiques de plus en plus rapprochés, en serait-il autrement du sang *dévié* par des doses progressives de matière limnique ?

Que si l'on exigeait une explication de la coïncidence d'une manifestation pathologique intermittente avec la continuité d'une altération sanguine, je répondrais que cette explication, que personne ne songe à demander, pour la noix vomique, l'ergot de seigle et le plomb, est aussi chose fort secondaire pour le miasme des marais; enfin, je rappellerai que l'intermittence dans les manifestations fonctionnelles de l'animal constitue la règle, puisqu'elle se lie à l'état normal aussi bien qu'à toute déviation *légère* de son fluide nourricier, tandis qu'un haut degré de viciation du sang entraîne, seul, une véritable continuité de la vie dynamique.

La corrélation entre l'intensité de l'altération sanguine et le type de la phénoménisation morbide une fois admise, il reste à nous rendre compte de ce que présentent de *régulièrement* intermittent ou de *périodique*, les accidens causés par l'intoxication des marais *à faible dose*. Car, tout en admettant que le plomb, la strychnie et l'ergot de seigle provoquent des phénomènes vitaux intermittens, on ne saurait se refuser à reconnaître qu'il y a loin encore de cette irrégularité de type à la rigoureuse précision de la périodicité des paroxismes provoqués par l'infection paludéenne. Cette différence est en effet incontestable.

Mais s'il est vrai qu'une foule de substances absorbées, c'est-à-dire portées dans le sang, ne déterminent qu'une intermittence vague et en quelque sorte *atypique*, le privilége de produire la périodicité appartient-il donc exclusivement au sang vicié par le miasme des marais? En aucune façon, et pour preuve je n'invoquerai point l'appui de l'observation de Samuel Hahneman, d'après laquelle grand nombre d'agens de la matière médicale seraient doués de la faculté de produire les types les plus variés et les plus exactement périodiques, mais je me bornerai à rappeler un fait d'une vérification facile : N'est-il pas reconnu que la résorption de la matière tuberculeuse ramollie du poumon détermine *dans le commencement*, c'est à dire quand elle ne s'effectue encore qu'à *faible dose*, une fébricule *quotidienne*, avec cette particularité que les paroxysmes se manifestent vers *le soir* (1)? Qui ne sait qu'avec

(1) Un médecin anglais, le docteur Griffin, a rapporté plusieurs observations de fièvres intermittentes d'une régularité remarquable et dues à une résorption de pus. (*London medical gazette.*)

l'augmentation de la fonte tuberculeuse, cette fébricule à type d'abord franchement intermittent, devient rémittente avec l'augmentation de la résorption, et finit même par revêtir le type continu lorsque le sang, vers la fin de la maladie, vient à être saturé de la matière pyrétogénésique? Enfin, l'observation ne prouve-t-elle pas que la résorption du pus développé dans le parenchyme du foie provoque souvent une fièvre à type tierce? (*Schœnlein.*)

Or, si personne ne songe à se préoccuper du pourquoi de ces divers phénomènes, quel motif existe-t-il pour s'arrêter par une exception injustifiable devant l'explication de la périodicité des phénomènes morbides de l'intoxication paludéenne? Contentons-nous de constater un fait dont l'explication, fort peu importante d'ailleurs, nous échappe et nous échappera probablement toujours.

J'ai établi plus haut que l'intoxication des marais, bien que susceptible de revêtir dans ses manifestations pathologiques les types intermittent, rémittent et continu, affectionnait cependant plus spécialement le type intermittent sous l'influence du dégagement miasmatique ordinaire aux latitudes européennes. Cette règle ne souffre que de rares exceptions, et il m'a fallu poursuivre les affections de marais jusqu'à l'extrémité la plus méridionale de la Grèce, pour constater, en Europe et sous forme épidémique, l'existence de la fièvre paludéenne continue, la même qu'il y a plus de deux mille ans, l'immortel vieillard de Cos décrivait sous le nom de πυρετος ξυνεχες.

C'est à la prédominance, en Europe, de la forme *fébrile intermittente*, ainsi qu'à l'extrême rareté du type continu sous notre latitude qu'il faut rapporter le cachet de remarquable obscurité et d'embrouillement dont est empreinte l'histoire de l'intoxication des marais. En effet, la *fièvre intermittente* une fois déclarée forme prototypique des maladies paludéennes, comment échapper à la nécessité d'appeler *fièvre larvée* ou *cachée* ce qui n'est pas fièvre, pseudo-continue une fièvre continue, enfin, anti-périodique un médicament guérissant la continuité ? Tant il est vrai que l'oubli des principes conduit en médecine, comme dans les autres sciences, aux plus étranges aberrations.

Il résulte de ce qui vient d'être exposé :

1° Que l'intoxication des marais est susceptible de se phénoméniser sous les types intermittent, rémittent et continu.

2° Que la phénoménisation pathologique présente généralement des intervalles d'autant plus courts, c'est-à-dire se rapproche d'autant plus de la continuité, que la latitude géographique ou la saison de l'année semblent plus favorables au dégagement de la matière miasmatique.

3° Qu'il est dès-lors permis de considérer le type des maladies de marais comme exprimant dans les divers pays, comme dans l'évolution annuelle, l'intensité ou le degré de l'intoxication.

4° Que les effets pathogénétiques de plusieurs substances, autres que le miasme des marais, présentent, sous le rapport de leur type, une analogie frappante avec ce que nous observons dans l'intoxication paludéenne, et que quelques unes, telles que le pus provenant de la fonte des tubercules pulmonaires, produisent même, à faible dose, des phénomènes morbides à périodicité rigoureuse.

CHAPITRE VIII.

Réflexions au sujet de quelques unes des théories de l'intermittence.

1° M. Bailly (de Blois), se basant sur l'observation que les animaux ne seraient point sujets à *la fièvre intermittente*, a essayé de découvrir la cause de cette immunité. La position constamment horizontale (?) de ceux-ci, comparée à celle de l'homme, qui alterne régulièrement le jour et la nuit entre les positions verticale et horizontale, lui suggéra la pensée que cette position devait avoir une influence spéciale dans le phénomène de l'intermittence.

Selon cet auteur, chaque matin, au lever de l'homme, la circulation éprouverait un changement, ayant pour résultat la stimulation des organes gastriques; aussi, toutes les maladies dont ces derniers sont le siége, et spécialement *la fièvre intermittente*, auraient leur redoublement le matin. Le soir, au contraire, et dans la position horizontale, c'est le cerveau qui deviendrait le centre de la stimulation; c'est aussi à cette époque de la journée que paraîtraient les paroxysmes des affections de cet organe. Le miasme des marais ne ferait donc qu'exagérer sous forme pathologique, un état de chose qui, dans l'état physiologique, passerait presque inaperçu.

Telle est la théorie de M. Bailly.

Je ne suis pas assez versé en médecine vétérinaire pour me prononcer au sujet de l'absence prétendue ou réelle des pyrexies intermittentes chez les animaux. Tout ce que je puis assurer, c'est que j'ai eu occasion, lors de la seconde expédition de Constantine, d'observer un cheval qui, chaque jour, dans l'après-midi, était pris de tremblement suivi de sueur. A Alger, j'ai rencontré une périodicité analogue chez un chien qui, chaque jour, à la même heure, présentait de la somnolence avec soif ardente et aversion prononcée pour les alimens (1). Au surplus, pourquoi donc la *station horizontale* des animaux les préserverait-elle de l'intermittence pathologique de l'intoxication paludéenne, alors que cette même station est impuissante à

(1) Lors de la grande épidémie de fièvres intermittentes qui, en 1807, se manifesta en Angleterre, Royston dit avoir observé des fièvres tierces parfaitement dessinées chez les chevaux; d'autres animaux n'en étaient pas épargnés. (*Schnurrer, Chronik der Seuchen*; p. 480.)

leur assurer une immunité contre l'intermittence de certaines maladies saturnines? On sait que le cheval, le chien, le chat, et même les poules habitant des fabriques de céruse sont sujets à la colique de plomb. Selon MM. Wilson et Stokes, les vaches, les brebis et les chevaux qui paissent à une certaine distance de la Vallée de plomb, en Ecosse, jouissent de la meilleure santé; mais dès qu'on les conduit dans les endroits arrosés en hiver par une rivière qui passe par les mines de plomb, et dont les eaux déposent sans doute des particules saturnines, ces animaux sont immanquablement atteints de la maladie. La détérioration manifeste que subissent certains animaux et ceux de l'espèce bovine en particulier dans les pays de marais, est une preuve incontestable qu'ils n'échappent point à l'intoxication paludéenne. Tout porte donc à croire que l'immunité pour les manifestations périodiques est une concession toute gratuite faite aux animaux par une observation superficielle.

Voilà pour le monopole de l'intermittence, généreusement octroyé par M. Bailly à notre race *bipède* et *verticale*. Mais il y aurait bien d'autres objections à faire à la théorie de ce médecin, en se décidant à la prendre au sérieux. Ainsi, par exemple, et en supposant même que l'homme *vertical* soit prédisposé à l'*intermittence* pathologique, pourquoi le vin, l'éther, le musc, une foule d'autres stimulans, et jusqu'à la matière paludéenne *à haute dose*, produisent-ils la *continuité*?

2° M. Roche a imaginé une autre hypothèse (*Annales de la médecine physiologique*, page 116) : selon cet auteur, ce sont toujours des causes intermittentes dans leur action qui préparent les *phlegmasies* intermittentes. « En « effet, dit-il, le printemps et l'automne sont

« les époques de l'année pendant lesquelles « se développent le plus ordinairement ces « affections, et le caractère commun à ces « deux saisons est de présenter une différence « considérable entre la température du jour « et celle de la nuit. Ces alternatives de froid « et de chaud entretiennent dans l'économie « une alternative continuelle d'action et de « réaction : ainsi s'établit l'intermittence.

« Or, que chez un individu ainsi modifié, « un *stimulus* vienne à agir sur un organe « quelconque, surtout si la fonction de l'or- « gane est soumise dans l'état de santé à la « loi de périodicité, la lésion deviendra « intermittente. »

« Si, à ces causes prédisposantes périodi- « ques, l'intermittence du stimulus lui- « même vient se joindre, il y a nécessaire- « ment intermittence de la maladie. »

Les accès se répètent tantôt par l'influence

de l'habitude, tantôt parce que les causes se renouvellent, et souvent par ces deux actions réunies.

Ainsi, d'après M. Roche, l'intermittence, au lieu d'être innée comme dans la théorie de M. Bailly, est le produit *des alternatives de froid et de chaud qui entretiennent dans l'économie une alternative continuelle d'action et de réaction*. Notez bien que ces alternatives de froid et de chaud se rencontrent partout, tandis que l'*intermittence endémique* n'appartient qu'aux localités marécageuses.

« Que chez un individu ainsi prédisposé « *un stimulus* vienne à agir d'une manière « intermittente sur un organe à fonction in- « termittente, la lésion deviendra intermit- « tente. »

Il est évident que pour M. Roche le choix du *stimulus* est indifférent ; mais alors comment donc se fait-il que le refroidissement, *même périodique*, provoque ordinairement chez l'habitant de Paris une toute autre maladie qu'une fièvre intermittente, tandis que l'habitant d'une contrée marécageuse, même en subissant les influences les plus *continues*, sera, dans l'immense majorité des cas, atteint de maladie à type intermittent?

Je rappellerai à ce sujet ce que j'ai dit plus haut, page 66, sur les passagers militaires du navire sarde l'*Argo*, qui, ayant fait usage d'eau marécageuse pendant une traversée, furent pris, en grand nombre, de fièvres intermittentes, tandis que l'équipage du bâtiment, qui pourtant était soumis aux mêmes influences météorologiques, conservait la santé la plus parfaite en buvant de l'eau de bonne qualité.

Mais si M. Roche fait bon marché de la *qualité* du stimulus, en revanche il tient essentiellement à ce que ce stimulus agisse sur un organe à *fonction intermittente*.

Eh bien ! malgré l'intermittence incontestable de la fonction du cerveau, qu'y a-t-il, je le demande, de moins intermittent que les phénomènes résultant de la stimulation de cet organe par l'alcool, même chez les nombreux individus qui se livrent aux libations les plus *rigoureusement périodiques* de ce liquide ?

3° C'est ici le lieu de parler de l'opinion de M. Piorry.

Se basant d'une part sur la fréquence du congestionnement de la rate chez les individus atteints de fièvre intermittente, d'autre part sur l'observation d'un homme qui, après avoir reçu une contusion sur la région splénique, fut pris de pyrexie périodique, ce médecin a pensé que la lésion de la rate était le point de départ de toute phénoménisation pathologique intermittente.

J'ai eu occasion de dire ailleurs que la lésion

de la rate, déjà observée il y a plus de deux mille ans par Hippocrate chez les individus qui boivent de l'eau marécageuse, constituait une coïncidence fréquente de l'intoxication des marais, alors même que celle-ci n'avait encore produit aucune manifestation pathologique. Mais une coïncidence, quelque fréquente qu'elle soit, est loin d'être une cause; d'une part, le congestionnement de l'organe splénique ou, comme l'appelle M. Piorry, l'*hypersplénotrophie*, manque souvent; d'autre part, elle accompagne et précède, dans les contrées marécageuses, aussi bien les pyrexies *continues* que les intermittentes; elle ne saurait donc être la cause de la périodicité de ces dernières.

En ce qui concerne le fait (que j'admets sans restriction) d'une contusion de la rate, suivie de fièvre intermittente, il est ici de peu de valeur. Tous les jours on peut observer des fièvres intermittentes chez des individus qui n'ont pas subi de contusion splénique, et dès lors pourquoi ne s'observeraient-elles pas chez des individus ayant éprouvé cet accident? Sur le littoral de l'Algérie, toutes les contusions, spléniques ou autres, sont souvent suivies de fièvre intermittente, et je ne sache pas qu'une telle observation autorise à considérer tous les organes contusionnés comme siége ou point de départ de la périodicité pyrexique. Mais, dira-t-on, le malade de M. Piorry « *n'avait jamais habité ni travaillé près du canal*, et sous ce rapport, il n'était pas dans les conditions d'intoxication des habitans d'une contrée marécageuse; » soit; mais depuis quand *l'habitation et le travail près du canal de Paris* sont-ils les seuls moyens d'absorber des miasmes? Enfin, il ne faut jamais perdre de vue que le miasme des marais n'est en aucune façon le seul modificateur dont l'absorption soit capable de produire une pyrexie intermittente *sporadique*.

En rapprochant maintenant entre elles les trois théories qui viennent de faire l'objet de cet examen, on est frappé d'une chose, c'est qu'il n'y est pas un seul instant tenu compte de cette circonstance capitale *que les fièvres de marais peuvent revêtir le type continu*, et cela en dépit de la station verticale de l'homme, malgré la périodicité de l'absorption du miasme, enfin malgré l'*hypersplénotrophie*. Or, si l'on considère que les auteurs de ces trois théories sont des hommes de savoir, et auxquels la science est redevable d'honorables travaux, on reconnaîtra sans doute que les voyages et l'observation d'une même maladie sur divers points du globe, est en quelque sorte un complément indispensable pour l'appréciation des maladies sous leurs diverses faces. Sous ce point de vue, la médecine militaire est admirablement favorisée; à elle est dévolue la mission de poser les bases d'une science nouvelle : je veux parler de la *Géographie médicale*.

CHAPITRE IX.

De l'intoxication des marais considérée sous le point de vue de ses diverses formes pathologiques.

Après m'être occupé, dans les paragraphes qui précèdent, des *types* des maladies paludéennes, il me reste à dire deux mots de leurs *formes*, et par là j'entends tout ce qui, en dehors du type, constitue la phénoménisation morbide de l'intoxication.

On s'est généralement habitué, ce qui ne saurait être que le résultat d'une observation superficielle, à considérer la *fièvre intermit-*

tente comme l'unique manifestation de la viciation du sang par le miasme des marais, de même que l'on avait long-temps considéré la colique de plomb comme monopolisant la symptomatologie de l'intoxication saturnine.

Mais il s'en faut de beaucoup qu'il en soit ainsi, et que toute maladie produite par les émanations paludéennes soit nécessairement et *intermittente* et *pyrexique*. En ce qui concerne le type, je crois m'être suffisamment expliqué et avoir démontré d'une manière péremptoire que si les maladies marématiques, sous des latitudes et dans les saisons tempérées, se montrent intermittentes, elles tendent, sous l'influence de l'accroissement de la chaleur, ou, ce qui est synonyme, sous l'influence d'un haut degré de dégagement du miasme, à se dépouiller de plus en plus de leur périodicité native, pour revêtir, en passant par la rémittence, le type de la *con-*

tinuité. J'ai appuyé cette proposition de faits, tels que me les a montrés une longue observation, depuis le nord de l'Allemagne jusqu'à l'extrémité la plus méridionale de l'ancien Péloponèse, et même jusqu'à une certaine profondeur de l'Afrique. Ce point de doctrine étant suffisamment élucidé, abordons maintenant la question de la *forme*.

Il s'en faut de beaucoup que sous ce nouveau point de vue, l'intoxication des marais se phénoménise constamment de la même manière; bien plus au contraire que sous le rapport du *type*, les maladies paludéennes se diversifient quant à la *forme*. Tantôt, en effet, la fièvre proprement dite disparaît pour faire place à un phénomène plus ou moins périodique de sensibilité (1), de motilité

(1) C'est ainsi qu'il faut envisager ces arthralgies si communes en Algérie, et que l'on confond à tort avec le rhumatisme; accompagnées de paroxismes surtout nocturnes, elles

ou de *caloricité nerveuse ;* c'est ce qu'on a appelé *fièvre larvée*. Tantôt, au contraire, la fièvre existe, mais avec prédominance d'un trouble fonctionnel, variable à l'infini, et dont la nature spéciale détermine le nom particulier de la maladie. De là, les fièvres cardialgique, diarrhéique, dysentérique, délirante, comateuse, tétanique, épileptique, cholérique, algide, etc. (1). Mais, dira-

cèdent souvent à la quinine ainsi qu'aux préparations arsénicales, circonstance qui ne laisse aucun doute sur leur nature.

(1) De là encore ces fièvres auxquelles, en raison du danger qu'elles provoquent, les auteurs ont donné le nom de *pernicieuses*, dénomination dans laquelle le vulgaire est toujours disposé à voir une maladie d'une nature complètement distincte, alors pourtant qu'il n'y a le plus souvent de changé que l'organe lésé, ou son mode de lésion. De même qu'une paralysie et une épilepsie saturnines constituent des affections plus *graves* que la colique due à l'intoxication par le plomb, sans que cette gravité relative légitime en faveur des premières la dénomination de *pernicieuses*, je ne vois pas à quel titre les *maladies paludéennes graves* conserveraient un nom particulier, qui, destiné à en indiquer le danger, ne tend que trop à les faire considérer comme des maladies d'une

t-on, comment admettre qu'une fièvre larvée, une fièvre dysentérique, tétanique, ou algide, en un mot, les manifestations pathologiques les plus distinctes, puissent constituer l'expression d'une même intoxication?

Alors même que l'identité de nature de ces diverses formes morbides ne serait point mise hors de doute par l'identité du traitement (*naturam morborum curationes ostendunt*), autant que par la constance de leur reproduction partout où s'exerce l'influence des émanations de marais, cette identité de nature ne serait nullement infirmée par la diversité du mode de phénoménisation. Le miasme des marais est-il donc le seul modificateur dont l'introduction dans l'économie

nature spéciale. Je pense donc que, dans l'intérêt de l'intelligence de l'intoxication des marais, la dénomination de *pernicieuse* appliquée à quelques unes de ses formes doit être remplacée par celle de *grave*.

ne se borne point à une manifestation étroite, toujours la même, sous le double rapport matériel et fonctionnel? Non, certainement. La matière syphilitique provoque, outre le chancre et le bubon, qui en sont les expressions pathologiques les plus ordinaires, des lésions variées à l'infini de tous les tissus; sous le rapport dynamique, le même virus détermine des douleurs de toute espèce, des convulsions, des névrôses et jusqu'aux troubles les plus variés des fonctions de l'encéphale.

En ce qui concerne le plomb, ne provoque-t-il pas, outre la colique, encore l'arthralgie, les diverses paralysies et l'encéphalopathie saturnines? Enfin, l'*influence épidémique*, dont la puissante et incontestable action sur l'organisme se laisse constamment ramener à une modification sanguine résultant de l'absorption d'un agent matériel ou d'une modification des sécrétions par les agens météorologiques impondérables, cette influence épidémique, dis-je, quoique identique dans sa nature, n'a-t-elle pas, elle aussi, sa phénoménisation morbide variée à l'infini sous le rapport de la *forme*?

J'ai eu le triste privilége d'observer six grandes épidémies de choléra, depuis celle de Paris, en 1832, jusqu'à celle de la seconde expédition contre Constantine, en 1837. Eh bien! je puis affirmer n'avoir pas rencontré deux épidémies qui se ressemblassent complètement dans le cours de leur évolution. A Paris, c'étaient les crampes qui dominaient; à Arles, c'était la cyanôse; à Marseille, les vomissemens; à Mjez-Amar, les selles diarrhéiques. Sur ce dernier point, les malades s'éteignaient sans souffrir; à Paris, ils mouraient avec d'horribles convulsions. Eh bien! malgré cette différence de *forme* dans six épidémies de choléra, pouvait-on, logiquement, admettre une différence de nature dans la maladie? Assurément, non. Au reste, ce ne sont pas seulement les diverses épidémies d'une même maladie qui diffèrent entre elles ; il n'y a pas jusqu'aux malades d'une même épidémie qui ne présentent entre eux de nombreuses nuances dans la phénoménisation morbide, de telle sorte que le cachet épidémique se déduit moins des symptômes observés sur quelques individus, que de l'ensemble des phénomènes présentés par la totalité des malades qu'à frappés l'épidémie. Ainsi, l'on voit dans l'évolution d'une épidémie de choléra, les malades offrir tantôt de simples vomissemens, de la diarrhée, des crampes, tantôt le seul facies cholérique, et ce n'est même qu'exceptionnellement que quelques rares individus résument en eux l'ensemble de l'image épidémique.

Il serait facile de multiplier à l'infini les

exemples de formes morbides aussi nombreuses que variées, produites par un seul et même modificateur; ceux que je viens de rapporter suffiront, j'espère, pour détruire les préventions contraires à l'application de la même loi à l'intoxication des marais.

PESTE, CHOLÉRA-MORBUS ET FIÈVRE JAUNE.

Mais ce n'est pas seulement entre les formes morbides ordinaires, observées endémiquement dans toutes les contrées marécageuses, qu'il y a identité de nature, et je croirais n'avoir soulevé que bien faiblement le voile qui recouvre la vérité, si je me bornais ici à faire ressortir l'origine identique des fièvres intermittentes, rémittentes, continues et larvées, ainsi que des diarrhées (1)

(1) On ne me prêtera point, j'aime à le croire, la pensée de vouloir établir une identité de nature entre l'intoxication

et des dysenteries endémiques dans les pays de marais.

J'ai vu, à plusieurs reprises, dans le nord de l'Afrique, l'intoxication marématique non pas mentir, mais exprimer avec une telle fidélité le choléra de l'Inde, qu'il était de toute impossibilité de décider *a priori* s'il y avait commencement d'épidémie de choléra ou seulement *fièvre cholérique sporadique*. Dans une autre circonstance, unique à la vérité, j'ai observé dans le marais de Navarin, en Morée, une *fièvre ictérique pernicieuse, avec vomissemens de matière noire*, et rappelant assez bien l'ensemble des symptômes de la fièvre jaune des Antilles. Enfin,

paludéenne et les *diarrhées chroniques consécutives*, si communes dans les *pays à fièvres*. Ces diarrhées-là sont aux fièvres intermittentes et aux fièvres diarrhéiques, ce qu'est l'hypertrophie chronique de la rate à l'hypérémie splénique qui accompagne chaque paroxisme. Les hypertrophies du gros intestin et de la rate ne sont plus la maladie paludéenne, elles en sont le cadavre.

dans la même campagne de Grèce, en 1828, j'ai pu constater chez un certain nombre d'individus qui avaient succombé à des fièvres paludéennes graves, un gonflement tout à fait insolite des ganglions de l'aine et du col, accident qui n'était pas sans analogie avec ce qui s'observe dans la maladie de Constantinople et d'Alexandrie.

Au reste, les auteurs les plus recommandables ont admis une certaine parenté entre les maladies de marais et les trois formes pathologiques dont il s'agit. « Les *fièvres intermittentes* des pays marécageux et chauds, dit Joseph Frank, ont *la plus grande analogie* avec certaines épidémies de *fièvre jaune*, et il n'est pas étonnant, d'après cela, que le miasme des marais ait été considéré comme cause de cette dernière maladie, que l'on ait recommandé dans son traitement l'écorce du Pérou, enfin, que la fièvre jaune ait été directement prise pour une fièvre intermittente pernicieuse. » (*Op. cit.*) Le même auteur considère la *fièvre jaune* comme maladie analogue à *la peste*, et le docteur Robert y voit une *variété du choléra indien* (*Guide sanitaire des gouvernemens européens.*)

La fièvre jaune, dit Gilbert [1], n'est autre chose que le *maximum des fièvres rémittentes* bilieuses, qui n'entraînent que successivement dans les fonctions les désordres qui sont produits tous ensemble par la fièvre jaune. « Ce qui le prouve, continue cet auteur, c'est que : 1° lorsque la fièvre jaune attaque les étrangers, les *doubles tierces* bilieuses sont les maladies régnantes parmi les colons ; 2° les rémittentes bilieuses qui surviennent aux nouveaux débarqués dégénèrent facilement en fièvre jaune ; 3° la fièvre

(1) *Histoire médicale de l'armée française à Saint-Domingue*, par Gilbert, médecin en chef. Paris, an XI.

jaune au premier degré se confond facilement avec les fièvres bilieuses rémittentes ; 4° les étrangers qui se sont acclimatés ont eu, tous, dans le commencement de leur séjour, surtout pendant les grandes chaleurs, des affections bilieuses plus ou moins graves; 5° les circonstances les plus propres à la production de la fièvre jaune sont aussi celles qui font naître et entretiennent les fièvres et les maladies bilieuses ; 6° enfin, parce que le traitement de la fièvre jaune, lorsqu'elle peut en admettre, est le même que celui des rémittentes bilieuses.»

En ce qui concerne *la peste*, l'illustre médecin en chef de l'armée d'Egypte dit textuellement : «que le voisinage d'eaux marécageuses et stagnantes, est propre à la produire.» (*Histoire médicale de l'armée d'Orient.*) Dans une lettre datée de Girgeh, du premier vendémiaire, an VIII, Pugnet écrivait à

Desgenettes que la salubrité de la Haute-Egypte résultait, à son avis, de l'encaissement du Nil dans cette partie du pays. Enfin, un ordre du jour du général Menou, du 12 vendémiaire, an IX, prescrit le nettoyage et l'augmentation d'inclinaison des canaux d'Alexandrie comme moyen d'échapper à la peste.

Mais ce n'est pas seulement par un certain degré de communauté d'origine et de traitement que la fièvre jaune, le choléra et la peste se rapprochent des maladies de marais; ce n'est pas seulement par la faculté que possèdent les dernières de revêtir la forme *exceptionnelle* des premières; leur analogie se révèle encore par une communauté d'antipathie pour certains états pathologiques, en tête desquels il faut placer la phthisie pulmonaire.

Tous les médecins qui ont eu occasion d'observer des épidémies de choléra, ont été frappés de l'immunité dont jouissaient contre cette maladie les personnes atteintes de tuberculisation pulmonaire. En ce qui concerne la fièvre jaune, plusieurs faits attestent le même antagonisme; c'est ainsi que les tuberculeux de l'Amérique voient très souvent leur état s'améliorer, lorsqu'ils viennent habiter les marais de la Louisiane, ce grand foyer de fièvre jaune; or, cette amélioration s'effectue sans trop les exposer à cette dernière maladie envers laquelle ils se montrent réfractaires à un haut degré. Quant à la peste, son antagonisme envers la diathèse tuberculeuse est tellement avéré, que je crois pouvoir attribuer à cet antagonisme l'usage, aujourd'hui si répandu en Orient, de porter des cautères pour se préserver de la peste. En effet, l'observation ayant constaté l'immunité dont jouissent les tuberculeux, la foule, qui ne voit pas les tubercules, a cru pouvoir attribuer l'honneur de cette immunité à ce qu'elle voit, c'est-à-dire aux cautères dont les phthisiques sont porteurs.

Si à toutes ces considérations on ajoute maintenant que dans les trois delta du Gange, du Nil et du Mississipi, les trois formes morbides, appelées choléra, peste et fièvre jaune, se montrent constamment précédées, accompagnées et suivies de fièvres intermittentes ; que ces dernières y constituent même la maladie endémique dominante ; que l'application qui leur a été faite du traitement spécifique de l'intoxication des marais a été souvent déjà couronnée d'un plein succès ; si l'on tient compte, dis-je, de toutes ces observations, on sera forcé de reconnaître une très grande analogie, pour ne pas dire une identité d'origine entre l'intoxication des marais et les trois grandes manifestations pathologiques contre lesquelles l'Europe déploie toute la rigueur de ses codes sanitaires.

Que si maintenant l'on veut bien se souvenir de ce que j'ai dit plus haut sur les modifications que subit le miasme marécageux en raison de la végétation spéciale qui peut lui donner naissance, on éprouvera peut-être moins de répugnance à rapprocher la pathogénésie du choléra, de la peste et de la fièvre jaune, de celle des fièvres marématiques des pays chauds. En effet, s'il est d'observation que certaines latitudes, certaines saisons, et peut-être aussi un concours d'autres circonstances, favorisent le développement des trois maladies dites *pestilentielles*, il ne serait pas impossible que ces diverses influences ne produisissent ce résultat pathologique qu'en aidant le développement de la végétation spécialement apte à ce but.

« Il est bien remarquable, dit Schœnlein, qu'à l'extrémité occidentale de l'Europe, aux environs de Cadix, où l'on a observé pour la première fois des végétaux américains, là aussi se soit manifesté pour la première fois le *typhus* américain (fièvre jaune). » En ce qui concerne l'apparition de l'endémie pestilentielle en Egypte vers le milieu du VIme siècle, Forskal, Brown et Gérard ont montré, par l'exemple de la vallée du Nil, comment une flore étrangère, importée par la culture, peut faire disparaître presque entièrement les plantes indigènes. (Voyez: *Ritter's allgemeine vergleichende Géographie*. Berlin, 1840.)

Je ne terminerai pas ce chapitre sans faire remarquer combien est impropre et même vicieuse la dénomination de *typhus d'Orient*, de l'*Inde* et d'*Occident*, que depuis quelque temps certains pathologistes tendent à appliquer à la peste, au choléra et à la fièvre jaune. Bien qu'une telle nomenclature dénote manifestement que l'analogie de nature de ces trois formes morbides a été entrevue, il est évident néanmoins que cette analogie repose ici sur une mauvaise base, ou plutôt que le véritable lien commun a été complètement méconnu. En effet, les trois grandes manifestations pathologiques qui constituent la trinité pestilentielle de notre code sanitaire sont essentiellement le produit de la spécialité du sol, et n'ont rien de commun avec la maladie qu'engendre l'encombrement des hommes; je dirai plus, elles affectent, au contraire, envers cette dernière des rapports antagonistiques, de telle sorte que là où règnent le choléra, la fièvre jaune ou la peste, l'encombrement semble éprouver plus de difficulté que dans des circonstances ordinaires à produire le typhus. Ainsi, dans les diverses épidémies de choléra que j'ai eu occasion d'observer, j'ai vu l'agglomération des malades qui, en d'autres temps, n'aurait pas manqué d'engendrer un typhus, ne pas offrir le moindre inconvénient. D'un autre côté, en ce qui concerne la fièvre jaune, Schœnlein fait observer qu'elle ne s'élève jamais à plus de 500 pieds au-dessus du niveau de la mer, tandis que le typhus de 1814 s'est montré sur les points les plus élevés des Alpes.

Mais si le typhus constitue une maladie essentiellement distincte des prétendus typhus d'Orient, d'Occident et d'Asie, peut-on dire qu'il y ait identité entre lui et la *fièvre typhoïde ?* Selon M. Chomel, « cette identité, « *bien que probable*, n'est point encore cer« taine. » Selon M. Gaultier de Claubry, dont M. Forget partage l'opinion, « il n'y aurait « pas seulement analogie, mais la plus par« faite ressemblance. » Malgré toute ma vénération pour l'autorité scientifique de tels hommes, mes observations, tant en Allemagne qu'en Grèce et en Afrique, ne me permettent point de partager leur avis. Bloqué dans Mayence, en 1814, j'y ai vu régner sur une vaste échelle le typhus que je devais retrouver, en 1828, dans la rade de Navarin, et dix ans plus tard, sous forme sporadique, il est vrai, à Alger. Quoique fort jeune en 1814, et non encore initié aux études médicales, j'ai cependant conservé suffisamment le souvenir de la grande épidémie de cette époque, pour ne pas la confondre avec la fièvre dothiénentérique qui règne en quelque sorte sans désemparer parmi la garnison de Marseille, tandis que la Grèce et l'Afrique m'en ont offert la reproduction la plus fidèle. La différence entre ces deux maladies me paraît même tellement tranchée, que je ne puis m'expliquer comment elles ont pu un seul instant être considérées comme identiques ou constituant des degrés d'une même affection.

Sous le point de vue étiologique, rien n'est plus obscur que la cause de la fièvre typhoïde; rien n'est plus clair, au contraire, que celle du typhus. L'encombrement détermine ce dernier à coup sûr, partout, toujours et à tout âge; il est impuissant à produire la première, qui, d'ailleurs, est une maladie spécialement affectée à l'âge adulte. La forme sporadique est rare pour la fièvre typhoïde, ordinairement dépendante d'une constitution épidémique; cette forme est la plus commune pour le typhus. La cessation de l'encombrement fait cesser le typhus; elle ne fait que diminuer la gravité de la fièvre typhoïde. L'intoxication des marais exclut cette dernière, elle ne constitue point une immunité contre le premier. J'ai vu dans la rade de Navarin un jeune officier de santé mourir du typhus en moins de 24 heures; jamais la fièvre typhoïde n'affecte une marche si rapide. Celle-ci est, sans contredit, une maladie sérieuse; le typhus est incomparablement plus grave. Enfin, la lésion dothiénentérique caractéristique de la fièvre typhoïde n'existe point dans le typhus, du moins, pour mon compte, ne l'ai-je jamais rencontrée. M. Gaultier de Claubry, pense que les cas dans lesquels cette lésion n'a pas été constatée *ont été mal observés*, et que l'on a pris pour des typhus ce qui n'en était pas. L'expérience m'autorise à soutenir, au contraire, que les cas dans lesquels on a rencontré la lésion dothiénentérique n'étaient pas des typhus, mais tout simplement des fièvres typhoïdes qui, peut-être, avaient subi l'influence de l'encombrement.

D'après ces diverses considérations, je ne pense pas qu'il soit permis d'admettre l'identité des deux maladies dont il s'agit.

CHAPITRE X.

Nature des maladies de marais.

Nam morbi dignotio et curatio pendent ex intellectione affectus et non partis affectæ.

(GALIEN.)

APRÈS avoir examiné le type et la forme sous lesquels l'intoxication des marais est susceptible de se phénoméniser, il reste à étudier ce que l'on est convenu d'appeler la *nature* et le *siége* de la maladie. On peut avancer que cette question est, sans contredit, du nombre de celles que les travaux des modernes ont le plus embrouillées, et dans lesquelles la science, loin d'avancer, a plutôt fait un pas rétrograde.

En opposition avec les vues si larges, si éminemment praticiennes du génie des anciens, la grande question de l'intoxication des marais se trouve rapetissée aujourd'hui aux mesquines proportions d'une *gastrite*, d'une *myellite* ou d'une *hypersplénotrophie*. Puis, quand il est bien reconnu, sous le double rapport symptomatologique et anatomique, que la fièvre intermittente peut fort bien n'être pas accompagnée d'irritation du gaster, de la moelle ou de la rate, comme il faut de toute nécessité, à l'école qui règne, un *solide lésé*, constamment et identiquement lésé, les localisateurs, repoussés de position en position, se retranchent avec leur siége de la fièvre dans les ténèbres du nerf grand sympathique, bien persuadés, là du moins, d'échapper aux importunités d'un humorisme chaque jour plus envahissant. Pour les uns, la fièvre intermittente est une inflammation; pour les autres, elle est une simple névrôse du grand sympathique. Peu importent les formes morbides variées à l'infini de l'intoxication miasmatique, formes inconciliables avec la lésion d'un nerf toujours le même. C'est à prendre ou à laisser; la raison et la physiologie s'en arrangeront comme elles pourront, et le nerf grand sympathique, dont personne n'a vu la lésion anatomique, expliquera, s'il le peut, la fièvre délirante ou comateuse, l'algide ou l'inflammatoire. Chaque localisateur ne voit l'intoxication des marais que dans une seule de ses mille et une manifestations, et, négligeant la pathogénie, il prend pour le siége, c'est-à-dire pour le point de départ de la maladie, ce qui n'en est que le cadavre. De ce que tel organe a été trouvé lésé un certain nombre de fois, il en déduit qu'il doit l'être toujours, et considère la lésion comme cause [1] de tout les phénomènes morbides observés. Il résulte d'une telle manière d'interpréter les faits, que chaque auteur localise à sa façon, et qu'il se rencontre à peine deux localisateurs solidistes que l'on puisse considérer comme étant d'accord.

Un des plus grands médecins de notre époque, celui qui, tout en combattant l'anatomie pathologique, lui a cependant rendu les plus grands services, Broussais, que les localisateurs invoquent incessamment, écrivait dans

(1) Ce n'est pas seulement théoriquement que cette opinion est fausse; elle l'est bien plus encore dans la pratique, à laquelle elle ne fournit que des indications absurdes. Admettez, en effet, pour un instant, que la fièvre intermittente soit une gastrite, une splénite ou une cérébro-myellite, et vous êtes obligé de renoncer au quinquina, quelque peu stimulant que vous le supposiez, et à renfermer votre thérapeutique dans les limites étroites des déplétions sanguines. Or, je le demande, quel est le médecin assez engoué de théorisme, qui consente aujourd'hui à jouer un pareil rôle?

les dernières années de sa vie : « *On est ma-*
« *lade avant que les tissus soient altérés* ; pour
« faire une pathologie interne fructueuse , il
« faut s'exercer à apprécier la valeur des
« groupes de symptômes dès qu'ils se présen-
« tent , afin de pouvoir agir avant que la
« structure des organes soit altérée. » (*Exa-*
men des doctrines , tome IV, page 642.)

Ainsi, « on est malade avant que les tissus soient altérés. » Cela signifierait-il que la maladie existe d'abord sans altération matérielle ? En aucune manière. « Je sais bien,
« dit M. Dubois, d'Amiens (*Pathologie géné-*
« *rale*), que c'est là ce qu'on veut faire dire
« à tous ceux qui ne regardent pas les lésions
« anatomiques comme les vrais et uniques
« caractères des maladies ; mais c'est une de
« ces absurdités qu'on se plaît à attribuer
« gratuitement aux vitalistes. »

Cependant, si les tissus ne sont point lésés

dans le commencement, tout ce qui ouvre la scène d'une maladie est-il donc exclusivement *vital* (1), comme le prétend Broussais? En d'autres termes, n'existe-t-il aucune lésion matérielle antérieure à l'altération des tissus? C'est ce que l'observation ne permet en aucune façon d'admettre.

En effet, dans toute maladie qui n'est ni traumatique, ni provoquée par une influence morale, l'organisme a subi l'action d'une cause physique, tantôt impondérable (froid, chaleur, électricité, etc.), tantôt pondérable, c'est-à-dire matérielle; or, dans l'un comme dans l'autre cas, il résulte de là nécessairement une modification du fluide nourricier (2).

(1) Toute maladie spontanée est *vitale* dans son commencement, (BROUSSAIS, *Examen*, tome IV, page 642.)

(2) Broussais lui-même, à qui l'on a tant reproché de méconnaître les altérations des fluides, écrivait, quelques jours avant sa mort : « Nos injustes censeurs ont-ils pu croire un

Que l'on fasse agir le froid, la chaleur ou l'électricité *à dose non traumatique* sur un organisme vivant, et l'influence de ces divers modificateurs ou sera nulle, ou produira son effet en augmentant, diminuant ou supprimant le produit de certaines sécrétions dont le maintien normal est une des conditions indispensables de la normalité de la sève, de la lymphe et du sang. Voilà pour l'action des *impondérables* sur les êtres vivans. Soumettez maintenant l'organisme à l'influence d'un modificateur matériel ou pondérable, mais *non traumatique*, quel que soit d'ailleurs le nom dont il a plu à l'usage de le décorer

« seul instant, comme ils l'ont fait entendre, que, placés au « milieu des circonstances les plus propres à produire les altérations des humeurs, nous les négligerions pour ne penser « qu'aux solides ? Les liquides ne font-ils donc pas partie de « l'organisme vivant, et les modificateurs peuvent-ils nous « affecter sans leur porter une atteinte plus ou moins profonde ? » (*Préface du nouveau formulaire des hôpitaux militaires.*)

(*aliment*, *médicament*, *poison*, *virus*, *venin*, *ou miasme*), ce modificateur ne produira son effet (non traumatique, mécanique ou chimique) qu'après absorption ou, ce qui est synonyme, après son introduction dans le fluide nourricier. Celui-ci, pour n'être pas altéré, vicié d'une manière appréciable à l'œil ainsi qu'aux divers réactifs de la chimie, n'en est pas moins très positivement *dévié*, modifié dans ses élémens constitutifs. On sait qu'après avoir injecté de l'acide cyanhyque dans la veine d'un animal, M. Lassaigne ne put réussir à en démontrer la présence dans le sang, bien que beaucoup d'organes exhalassent cependant de la manière la moins équivoque une odeur caractéristique d'amande amère. Que sera-ce donc lorsque la chimie, au lieu d'avoir à saisir un corps pour lesquels elle est en possession des réactifs les plus sensibles, aura à faire ressortir la présence dans les fluides organiques de certains virus ou miasmes ?

« A mesure qu'on descend dans l'échelle des êtres, on voit l'appareil de l'innervation devenir de plus en plus simple ; il disparaît enfin, et cependant la vie persiste. Chez ces êtres privés de système nerveux, la vie n'en est pas moins détruite par des agens que nous regardons ordinairement comme la détruisant aussi chez l'homme, parce que chez lui ils nous paraissent porter leur influence délétère sur le système nerveux. *Ainsi, l'acide hydrocyanique tue un végétal comme un mammifère.* » (Andral, *Traité d'anatomie pathologique.*)

Ainsi donc, s'il est vrai que les agens physiques de la nature, quand ils n'agissent pas d'une manière traumatique ou directe, n'influencent l'organisme que par la modification de son suc nourricier, on peut avancer que toute maladie non traumatique et non provoquée par une influence morale, est toujours *primitivement humorale*, c'est-à-dire dépendante d'un changement survenu dans la *quantité* ou la *qualité* de la sève chez la plante, de la lymphe ou du sang chez les animaux et chez l'homme.

Si ce grand principe de pathologie générale, qui jusqu'ici n'avait été appliqué que timidement à un petit nombre d'affections, est vrai, j'ai résolu implicitement la question de la *nature* et du *siége* des maladies des marais. Dans ces dernières, l'organisme c'est l'homme, le modificateur le miasme paludéen; enfin, la modification du fluide nourricier est représentée par la diathèse sanguine spéciale que produit l'absorption du miasme des marais. C'est précisément, et pour le dire en passant, cette diathèse particulière, et non telle phénoménisation morbide éminemment variable, qui prescrit la médication spécifique.

« Mais, diront les localisateurs solidistes, sans doute peu satisfaits de cette interprétation de la nature des maladies de marais, que deviendront et la gastrite, et l'entérite, et l'irritation cérébro-spinale, et l'hypersplénotrophie ? Prétendrait-on par hasard nier à tout jamais ces *siéges de la fièvre*, si péniblement trouvés, si laborieusement édifiés ? » Pas le moins du monde, et nous avons trop souvent constaté, sous le double rapport de la symptomatologie et de l'anatomie pathologique, non seulement le congestionnement mais l'inflammation même des divers viscères, pour avoir la moindre velléité de contester la fréquence de ces lésions. Sous ce point de vue, les opinions de nos adversaires diffèrent même beaucoup plus entre elles, qu'elles ne diffèrent de la nôtre, puisque nous admettons comme *coïncidences possibles* de l'intoxication des marais toutes les localisations viscérales signalées par les auteurs.

Mais, s'il y a rapprochement sur ce point, par contre nous différons essentiellement dans l'appréciation de la valeur des diverses lésions viscérales, en ce sens que, causes et point de départ de la maladie aux yeux de nos adversaires, elles ne sont pour nous qu'effet, et de plus, effet seulement éventuel de la réaction organique contre l'intoxication. Eh! pourquoi en serait-il autrement des maladies de marais que des maladies mercurielles et saturnines? De ce que le mercure agit quelquefois sur les gencives, et le plomb sur l'intestin, s'ensuit-il que ces deux localisations, tout-à-fait accidentelles, puissent être considérées comme siége ou point de départ de toutes les manifestations pathologiques que les deux métaux précités sont susceptibles de produire ? Que les gencives soient, par exemple, le siége de l'anémie mercurielle, et l'intestin celui de l'épilepsie saturnine ? Une croyance aussi absurde ne saurait venir à l'idée de personne. Eh bien ! pourquoi donc ce qui est inadmissible pour les intoxications saturnine et mercurielle le serait-il moins pour l'intoxication par le miasme des marais ?

« La colique, l'arthralgie, la paralysie et l'encéphalopathie saturnines, dit avec beaucoup de vérité M. Tanquerel des Planches, sont des maladies distinctes, indépendantes les unes des autres, qui peuvent traduire isolément l'empoisonnement saturnin, et ne sont point des effets sympathiques ou consécutifs de la maladie de plomb la plus fréquente, la colique. De ce que les ouvriers qui travaillent le mercure sont souvent affectés de tremblement des membres, de stomatite, de salivation, de coliques, etc., en conclut-on que l'une de ces affections est la suite de l'autre ? Non, certainement ; ce sont des maladies comme celles produites par le plomb qui ont une commune origine. » *(Op. cit.)*

Pourquoi donc maintenant les modifications morbides que détermine l'intoxication paludéenne dans les fonctions cérébro-spinales dépendraient-elles d'une lésion splénique, et à quel titre prétendrait-on, par contre, voir dans le développement pathologique de la rate l'expression d'une lésion cérébro-spinale ? De même que le chancre, les pustules vénériennes et le bubon sont trois manifestations possibles de l'intoxication syphilitique, sans qu'il soit permis pour cela de voir le *siége* du bubon dans le chancre et celui du chancre dans le bubon, de même il est essentiellement absurde de rapporter à une seule des localisations de l'intoxication des marais la série entière des localisations possibles de cette diathèse. Une chose, une seule chose est constante dans les maladies de marais, et sur elle seule peut reposer la nature de ces affections; cette seule chose constante, c'est la déviation spéciale que subit le sang sous l'influence de l'absorption du miasme; en d'autres termes, c'est l'intoxication; en dehors d'elle, mille localisations variées sont possibles, mais aucune n'est nécessaire, n'est constante, toutes sont éventuelles.

C'est précisément parce que nous admettons sans nulle restriction comme coïncidences possibles de l'intoxication des marais les diverses lésions viscérales qui servent de *siége* à nos adversaires solidistes, que nous sommes conséquens avec notre théorie, quand à la médication spécifique et en quelque sorte *anti-limnhémique* indiquée par la spécialité du modificateur paludéen nous joignons telle ou telle autre médication locale. Nous doutons fort que l'on puisse en dire autant des localisateurs qui opposent à leurs prétendues irritations viscérales d'énormes doses de quinine, sans même prendre la peine (si toutefois on en excepte l'école italienne), pour l'harmonisation de leur pratique avec leur théorie, de convertir ce médicament en *contro-stimulant.*

Ainsi donc, loin de nier les localisations viscérales dans les maladies de marais, nous en proclamons au contraire la fréquence, et nous n'en excluons aucune ; bien plus, alors que l'école anatomo-pathologique ne voit ici, comme partout, que le fait accompli, sans se préoccuper de la pathogénie, sur laquelle elle garde un silence obligé, les localisations sont rapportées par notre théorie à leur véritable cause, et rattachées à cette grande loi en vertu de laquelle :

Toute modification de sang possède dans l'organisme ses localisations à elle, et qui en constituent en quelque sorte l'expression caractéristique et différentielle.

Cette loi n'est, au reste, qu'une conséquence de cet autre principe plus large d'après lequel :

La quantité et la qualité du fluide nourricier déterminent la phénoménisation matérielle et fonctionnelle de tout être, tant végétal qu'animal, en tant que vivant.

Si cette loi est vraie, ainsi que nous espérons le démontrer dans un autre travail, il en découle que : toute phénoménisation anormale, c'est-à-dire matérielle et fonctionnelle de l'organisme, exprime de toute nécessité une déviation particulière de son liquide nourricier toutes les fois que cette phénoménisation anormale n'est pas produite directement, c'est-à-dire chez le végétal traumatiquement, chez l'animal traumatiquement ou sympathiquement.

« Tous les miasmes maladifs, dit l'illustre Bordeu, ont leurs organes marqués et prédisposés pour la germination. C'est dans ces organes que le miasme se niche; c'est pour eux qu'il a une tendance marquée : le dartreux attaque la peau, l'écrouelleux attaque les glandes, le vénérien les parties de la génération... Le miasme goutteux harcelle tout le genre nerveux.... Chacun donne à l'individu dans lequel il germe des modifications particulières, souvent maladives, souvent aussi constitutives d'une manière d'être particulière d'un tempéramment caractérisé.... Ces miasmes se trouvent quelquefois en foule et d'espèces différentes dans le même sujet; chacun y garde son caractère spécifique, et il en résulte des caractères plus ou moins compliqués. » (*Analyse médicinale du sang.*)

Eh bien ! s'il est vrai que tous les miasmes ont leurs organes *marqués pour leur germination*, le miasme des marais doit avoir les siens, et, en effet, nous le voyons manifester sa présence dans l'économie par un congestionnement de la rate ainsi que par diverses autres localisations. Mais pour que ces résultats soient produits, il faut que préalablement le miasme ait été absorbé et que le sang en ait été imprégné, d'où il découle qu'il y a là altération ou modification sanguine antérieure à toute manifestation statique ou dynamique sur telle où telle autre portion du solide vivant. Bien plus, la déviation sanguine opérée par le miasme ou l'intoxication proprement dite, peut exister indépendamment de toute manifestation pathologique appréciable. De même que l'action du mercure sur les gencives, et celle de la cantharide sur les organes génito-urinaires n'est pas chose constante, nécessaire, infaillible, mais seulement éventuelle, de même aussi, l'absorption du miasme des marais peut s'effectuer sans pour cela se manifester par un dérangement de la santé. C'est ce que l'on rencontre chez un grand nombre d'Européens à Alger, qui, sans avoir jamais eu la fièvre ni aucune autre maladie de marais, dénotent cependant, par le teint particulier qui se retrouve dans tous les pays marécageux, qu'ils sont sous l'influence de l'intoxication paludéenne. C'est à cette dernière, et non à la chaleur, que j'attribue la physionomie particulière et le teint caractéristique des soldats de notre armée d'Afrique. En parlant des marais de la Bresse, Fodéré dit: « L'homme y commence, dès sa plus tendre jeunesse, à éprouver les atteintes funestes de cette terre malheureuse : à peine est-il sevré que son teint devient basané, que ses yeux se couvrent d'une *teinte bilieuse ;* il maigrit et ne prend aucun développement; il ne vit pas, il végète , etc., etc. »

Au reste, la présence du miasme dans l'économie ne borne point son action à des modifications de couleur et de formes de nos tissus, elle imprime aussi un cachet particulier aux actes de l'innervation ; elle émousse la sensibilité et diminue les forces musculaires ; enfin, elle nous a paru, en ce qui concerne la fonction cérébrale, communiquer à l'homme un cachet assez prononcé d'*insouciance* et de *taciturnité*. J'ai cru retrouver ces divers caractères chez les militaires de l'armée d'Afrique, souvent assez long-temps après leur rentrée en France, et sans que cet état du moral fut justifié par une maladie actuelle ou antérieure.

On lit dans la *Statistique du département de l'Ain :* « L'enjouement de l'enfance, l'hilarité de la jeunesse s'y observent rarement... De là, une indifférence pour les maux d'autrui et pour les siens propres. L'habitant de ces vastes contrées semble perdre avec une sorte de stoïcisme les êtres qui lui sont les plus chers. »

« Le calme des passions, dit Fodéré, en parlant des habitans de la Bresse, fait que le nombre des crimes ne sort pas de la proportion des pays où il y a le plus de moralité. »

Cette influence fort remarquable de l'intoxication des marais sur le moral n'avait pas jusqu'ici fixé l'attention autant qu'elle le mérite; elle n'était point, d'ailleurs, rapportée à sa véritable cause, comme le démontre le passage suivant de la *Statistique du département de l'Ain* : « L'indifférence de l'homme pour améliorer son sort prouve l'*action permanente de l'humidité*. » Il est évident qu'une telle opinion n'est pas soutenable, et qu'elle attribue tout-à-fait gratuitement à l'humidité une influence qui appartient au miasme producteur des fièvres de marais. Qu'y a-t-il là de surprenant? Certains vins ne disposent-ils pas à la gaîté? la belladone ne produit-elle pas un délire chantant? Personne n'a plus que Hahnemann insisté sur la modification du moral sous l'influence de l'absorption de diverses substances, question généralement beaucoup trop négligée.

J'ai dit plus haut que l'intoxication des marais pouvait exister sans se révéler par aucun trouble fonctionnel, et, sous ce point de vue, elle offre encore une analogie remarquable avec l'intoxication saturnine. « Les préparations saturnines introduites dans l'économie, peuvent, dit M. Tanquerel des Planches, avant le développement des maladies de plomb, y manifester leur présence par une action toute spécifique sur la plupart des solides et des liquides de l'organisme. » Cette action que l'auteur cité désigne sous le nom d'intoxication *primitive*, consiste : 1° dans une coloration particulière des dents et de la muqueuse buccale ; 2° dans la saveur, l'odeur et l'haleine saturnines ; 3° dans l'action saturnine ou teinte jaune plombée ; 4° enfin, dans un amaigrissement remarquable spécialement de la face.

Comme l'intoxication mercurielle, l'intoxication marématique n'attend souvent qu'un refroidissement dans la température pour produire une maladie ; comme l'infection mercurielle, elle semble susceptible de se transmettre par le sang et par le lait. On sait qu'une mère atteinte d'hydrargirisme donne naissance à un enfant atteint de la même maladie ; la nourrice atteinte d'intoxication mercurielle communique plus ou moins cet état à son nourrisson, et c'est précisément sur le fait incontestable de cette communication, qu'est fondée la pratique d'administrer le mercure à la première pour traiter ce dernier de la syphilis. Eh bien! j'ai eu occasion d'observer plusieurs fois des transmissions tout-à-fait analogues de l'intoxication marécageuse de la part des mères et des nourrices aux enfans et nourrissons, transmissions qui se révélaient chez ces derniers par des accès de fièvres ou autres accidens *limnhémiques*. J'ajouterai pour preuve que les enfans dont il s'agit n'étaient point sous l'influence d'une intoxication primitive, contractée par eux dans le foyer miasmatique, que mes observations ont été faites en partie au Lazaret de Marseille, lieu dans lequel il ne se rencontre jamais de fièvres de marais, si ce n'est celles importées du dehors. Le fait sans contredit le plus curieux de transmission que j'aie rencontré est le suivant : Une femme de militaire, arrivée nouvellement d'Afrique et jouissant d'une bonne santé, entreprend de servir de nourrice à un enfant de Toulon ; au troisième jour d'allaitement, il se déclare chez l'enfant une fièvre paludéenne qui ne cède qu'à l'emploi du sulfate de quinine. Au reste, « plusieurs faits, dit Gardien (*Traité des accouchemens*), apprennent qu'une nourrice affectée de maladie vénérienne peut infecter l'enfant sain quoiqu'il n'existe pas d'ulcération aux mamelons. Dans le cours d'une épidémie de rougeole on voit des femmes donner naissance à des enfans dont la peau est recouverte de taches rouges caractéristiques de cette maladie, bien que les mères en soient exemptes. Il en est de même de la variole. » (Desormeaux, *Dictionnaire de médecine*, tome xv.)

« Il est certain, dit Joseph Frank (*Op. cit.*), qu'une mère affectée de fièvre intermittente met ordinairement au monde des enfans atteints de la même affection. » Puis, en parlant des nourrices, il ajoute : « Dans beaucoup de cas, les enfans qu'elles allaitaient présentaient la même maladie.» D'un autre côté, le professeur Stokes, de Dublin, rapporte l'histoire d'une femme enceinte et affectée de fièvre tierce, qui aurait constaté des mouvemens convulsifs du fœtus, dont les paroxismes avaient cela de remarquable qu'ils correspondaient périodiquement aux jours d'apyrexie de la mère. « Au reste, dit cet auteur, il est prouvé que la fièvre intermittente est souvent congénitale, et l'on ne voit pas pourquoi le système nerveux de l'enfant ne serait pas affecté de la même manière que celui de la mère, alors que le fœtus encore renfermé dans la matrice peut présenter des inflammations, des abcès, des tubercules, des pustules varioleuses, etc. »

Cette transmission de l'intoxication paludéenne, qui paraît avoir jusqu'ici peu fixé l'attention des pathologistes, constitue un des argumens les plus puissans en faveur de l'origine essentiellement humorale que j'assigne aux maladies de marais, puisqu'elle ne saurait s'expliquer par une communication nerveuse que rien ne justifie. Je m'étonne même que les auteurs qui ont écrit sur la fièvre typhoïde, sur la dysenterie, et divers autres états pathologiques, n'aient point reconnu dans la communication de ces diverses maladies de la mère au fœtus ou de la nourrice à l'enfant, une preuve irrécusable de l'altération du sang dont les localisations intestinales ne constituent également que l'expression symptomatique éventuelle.

J'ai rencontré deux fois des altérations de la portion inférieure de l'intestin grêle chez des fœtus dont les mères avaient succombé à la fièvre typhoïde. Ce fait intéressant avait déjà été rencontré lors de la fameuse épidémie de Gottingue, dans laquelle, selon Rœderer et Wagler, « le fœtus, toujours « mort-né, participait à la maladie de la « mère. Il existait, en effet, des inflamma- « tions abdominales et des resserremens de « l'intestin.... La membrane muqueuse gas- « tro-intestinale et les villosités étaient en- « flammées ; les follicules proéminaient légè- « rement. » (*De Morbo muscoso*, page 163.) La même transmission existe pour la dysenterie, ainsi que Zimmermann le fait observer dans son traité de cette maladie (page 28). Au reste, ces faits paraissent moins étonnans si l'on considère qu'en injectant certains poisons dans les veines d'une femelle pleine, d'une chienne, par exemple, on provoque artificiellement un état pathologique, et des fœtus, et du placenta de ces animaux.

A toutes ces considérations, qui attestent d'une manière péremptoire la nature essentiellement sanguine des maladies de marais, on peut ajouter que les émanations paludéennes n'épargnent ni les tissus ni les êtres privés de système nerveux. Ainsi, le placenta est toujours rencontré plus ou moins lésé chez les femmes qui meurent enceintes dans le cours d'une maladie par intoxication miasmatique. D'autre part, j'ai vu des plantes importées dans des localités marécageuses dépérir à vue d'œil, tandis qu'elles reprenaient leur état normal dès qu'elles étaient soustraites à leurs émanations délétères. « Les « animaux et les plantes, dit Fodéré, en parlant des marais de la Bresse, y sont d'une « petite et faible complexion, rabougris et « peu vivaces. » Or, où seraient ici et la rate et le gaster, et jusqu'au système nerveux que sans cesse on invoque pour justifier l'état pathologique résultant de l'intoxication ? Il y a plus : si le type et la forme de la phénoménisation morbide, auxquels le solidisme attache une importance majeure, n'avaient pas à nos yeux un caractère tout à fait secondaire, nous pourrions pousser notre parallèle entre les deux règnes organiques, jusqu'à invoquer les variations périodiques de température que M. Dutrochet dit avoir observées chez certaines plantes, variations qui constitueraient en quelque sorte une véritable *fièvre intermittente végétale*.

Ainsi donc, et pour nous résumer, production par absorption d'un miasme dont l'action s'exerce même sur les êtres et les tissus privés de système nerveux, manifestation pathologique avec les formes, les localisations et les types les plus variés, absence de tout caractère anatomique constant attestée par le désaccord même de tous les localisateurs, transmissibilité de la mère au fœtus et de la nourrice à l'enfant, analogie complète avec certains états morbides auxquels personne ne conteste une origine *hétérohémique*, telles sont les considérations qui doivent faire envisager les maladies paludéennes comme autant d'expressions diverses de la viciation du sang par le miasme des marais.

CHAPITRE XI.

Influence du sang sur les manifestations de la vie.

In sanguine enim focus est vitæ.... Est enim sanguis vivificum nectar quo partium omnium fugax vivacitas recreatur ad vitae et animalitatis conservationem et diuturnitatem.

(*Duretus*, Comment. in Hippocr.)

Examiné chez les êtres pourvus d'un système nerveux, le fluide nourricier y est appelé à remplir une double mission : 1º celle de l'entretien matériel des tissus (nutrition) et celle de la régularisation des actes de l'innervation. Il résulte de ce double rôle que les diverses altérations de ce liquide sont nécessairement accompagnées de troubles, tantôt de l'une, tantôt de l'autre fonction, tantôt des deux fonctions à la fois.

En ce qui concerne la nutrition, elle s'accomplit d'une manière uniforme dans toute l'étendue des animaux *homogènes*, c'est-à-dire que toutes les parties de l'individu ayant essentiellement la même texture et les mêmes fonctions que l'ensemble, enlèvent au fluide réparateur les mêmes matériaux pour se les assimiler, en même temps qu'ils éliminent aussi des élémens identiques.

Mais à mesure que l'organisme s'éloigne de cette homogénéité native, on voit le fluide nourricier, ce *centre de la vie végétative*, comme l'appelle Burdach, revêtir un degré de plus en plus élevé d'animalisation et s'harmoniser avec la hiérarchie des tissus dont la progression de texture entraîne aussi une spécialisation correspondante de nutrition

De telle sorte que si, dans l'amorphozoaire, toutes les parties de l'animal assimilent et éliminent des matériaux identiques, en revanche, chaque tissu, dans le mammifère, attire et rejette des élémens particuliers. Ainsi, en vertu d'une loi d'*affinité élective*, la fibrine est attirée par les muscles, le phosphate calcaire par les os, les matériaux de l'urine par les reins, ceux de la sueur par l'enveloppe cutanée. Telle est la marche des choses dans un organisme normal agissant sur un fluide nutritif normal.

Cependant, il peut arriver que ce liquide vienne à s'altérer, tantôt par absorption de matériaux non assimilables, tantôt par suite de modifications survenues dans le travail éliminatoire de certains produits sécrétés dont le rejet importe au maintien de sa crâse. Dans ce cas, l'organisme, à qui l'on ne saurait refuser une force de conservation, tend nécessairement à l'éloignement de ce qui lui est nuisible. Mais ici encore, comme dans l'état normal, la simplicité du mécanisme du travail épuratoire est dans un rapport rigoureux avec la simplicité de l'organisme. Simple et uniformément répandue sur toutes les parties, chez l'animal homogène, l'élimination des matériaux non assimilables se spécialise dans l'échelle zoologique en raison même de la spécialisation des tissus, et l'on peut dire que, sous ce point de vue, l'expérience confirme pleinement les prévisions de l'induction.

En effet, s'il répugne à la raison d'admettre que dans l'organisme d'un mammifère, par exemple, dont les organes variés se partagent, chacun suivant sa texture, la mission de l'élimination des divers élémens non assimilables d'un sang *normal;* s'il répugne, dis-je, d'admettre que dans un tel organisme l'épuration d'un sang viciée soit confié exclusivement à un seul tissu ; d'un autre côté, l'observation démontre, de la manière la plus palpable, que l'épuration du sang accidentellement altéré, est, elle aussi, répartie d'une manière rigoureuse entre les divers tissus de l'animal, et suivant la loi d'affinité élective indiquée plus haut. Ainsi, de même que dans l'état physiologique les matériaux constitutifs de la bile et de la salive sont attirés d'une manière constante et sans interversion possible, les premiers vers le foie, les seconds vers les organes salivaires; de même aussi l'expérience atteste, quelle que soit d'ailleurs la voie d'introduction dans l'économie, que le phosphore est attiré et éliminé par les bronches, l'émétique par l'estomac, tandis que le nitrate de potasse (Rasori), l'indigo, l'opium, le safran, l'huile essentielle de térébenthine, le sont par les reins. Evidemment, cette attraction élective ne saurait se borner à quelques substances du ressort de la matière médicale, mais elle s'étend au contraire à tous les corps indistinctement (miasmes, virus, venins, poisons) susceptibles de s'introduire dans la masse du sang et d'en altérer la crâse. Bien plus, tout porte à croire que les diverses localisations, soit de viscères soit de tissus, dont la symptomatologie ainsi que l'anatomie pathologique nous montrent la reproduction constante dans les maladies non traumatiques, ne sont autre chose que l'expression de cette même loi d'attraction élective appliquée à une foule de modifications du fluide sanguin.

Ceci me conduit naturellement à examiner la valeur de cette opinion assez dominante qui attribue à de prétendues sympathies les localisations multiples qui se manifestent sous l'influence de certaines altérations du fluide sanguin. Ainsi, l'injection de matière putride dans les veines d'un animal provoque-t-elle, soit successivement, soit même simultanément, des phénomènes morbides cérébraux, gastriques et pulmonaires, c'est à un retentissement nerveux que l'on rapporte cette dissémination symptomatique, sans songer que des faits complètement analogues s'observent après l'altération du sang ou de la sève dans le placenta et jusque dans les végétaux dont l'organisation exclut, comme on sait, l'existence d'un système nerveux.

Ayant, il y a plusieurs années, analysé séparément la sérosité sanguinolente épanchée dans les deux plèvres et le péricarde d'un chien mort 24 heures après avoir reçu dans le plèvre *droite* une injection d'une solution aqueuse de nitrate d'argent, je constatai dans chaque portion de liquide la présence d'une quantité d'oxyde d'argent assez rigoureusement en rapport avec l'intensité respective de l'inflammation de chaque cavité; de telle sorte que la plèvre *gauche*, qui avait été trouvée le plus fortement phlogosée, présentait aussi la somme la plus considérable d'oxyde. Or, je le demande, était-ce par sympathie, c'est-à-dire par retentissement nerveux ou bien par transport matériel de la préparation d'argent de la plèvre *droite* à la plèvre *gauche* que cette dernière s'était enflammée? A une telle question, la réponse ne saurait être douteuse.

D'ailleurs, lorsque nous voyons la mère transmettre au fœtus une foule de maladies, évidemment sans le moindre secours des sympathies, à quel titre celles-ci seraient-elles invoquées pour justifier la dissémination d'un même état pathologique sur plusieurs organes dans un seul et même individu? Si la transmission de la variole de la mère au fœtus se passe des sympathies, à quel titre deviendraient-elles indispensables pour expliquer dans l'intoxication blennorrhagique les manifestations de la conjonctive et de l'articulation du genou (*gauche*), dans l'intoxication typhoïde les phénomènes cérébraux et pulmonaires? En vérité, autant vaudrait dire, pour nous servir de l'énergique comparaison de M. Pidoux, que chez un homme qui vient d'être fusillé, les plaies dont la poitrine est criblée ont produit sympathiquement celles du ventre, celles-ci les fractures du crâne, etc. De même qu'une conception double chez la femme, et le développement de cent noix de galle sur un chène exotique ne sauraient être attribués, la première à une fécondation sympathique de deux ovules, le second à l'action sympathique d'un seul insecte, de même aussi les localisations multiples qui se déclarent à la suite de certaines modifications du sang résultent de l'impression multiple, mais toujours directe, des modifications sur plusieurs parties. Toutefois, si les sympathies sont impuissantes pour expliquer le phénomène de la localisation disséminée, il faut au moins reconnaître que l'identité de texture des organes la favorise, en vertu même de l'*affinité élective*, qui, évidemment, doit être uniforme de la part de tous les tissus identiques pour le même modificateur. C'est ainsi que, sous l'influence d'un sang modifié par la garance, on voit tout le tissu osseux revêtir une couleur rouge, tandis que dans la diathèse rhumatismale l'affinité élective semble s'exercer surtout en faveur du tissu fibreux.

Certaines localisations se lient même d'une manière si étroite à certains modificateurs, que la nature de ceux-ci peut souvent se déduire d'une manière très-précise d'après la manifestation des premières. Les intoxications vénérienne, saturnine et mercurielle attestent hautement la vérité de cette proposition. Mais il s'en faut de beaucoup qu'il en soit toujours ainsi ; c'est ce que l'on remarque spécialement pour les modificateurs épidémiques. Toutefois, on peut avancer, en thèse générale, que toute modification du fluide nourricier se phénoménise par des localisations spéciales [1] qui lui sont propres,

(1) Plusieurs pathologistes commencent à reconnaître que le véritable point de départ de la maladie appelée *fièvre typhoïde* est dans une intoxication du sang, dont l'énenthème intestinal devient alors l'effet. Mais s'agit-il de la localisation pulmonaire, qui est, sans contredit, une des manifestations symptomatiques les plus communes de l'affection typhoïde? Oh! c'est bien différent. Cette pneumonie, on l'appelle *hypostatique*, par allusion à l'origine mécanique qu'on lui prête. Or, je le demande, qu'y a-t-il de moins hypostatique qu'une telle localisation souvent développée bien avant le décubitus dorsal? Voit-on jamais le décubitus prolongé, nécessité par le traitement de certaines fractures, engendrer une pneumonie typhoïde? Jamais. Reconnaissons donc que la lésion pulmonaire, tout aussi bien que la lésion intestinale de l'affection typhoïde, constituent une expression non pas mécanique, mais essentiellement vitale d'une même intoxication.

et que toute localisation identique dénote une modification identique du fluide nourricier.

Jusqu'ici le fluide nourricier n'a été envisagé que dans sa mission essentiellement nutritive, mission à laquelle se borne son rôle chez les êtres privés de système nerveux, par exemple chez les végétaux. Mais on ne saurait admettre qu'il en soit de même dans le règne animal : ici le liquide réparateur est encore appelé à la régularisation des actes de l'innervation. (*Sanguis moderator nervorum*, Hipp.) En effet, si les actes nerveux de l'animal, considéré comme être vivant, n'ont, comme on ne saurait en douter, d'autre but, d'autre fonction que celle de l'élaboration du fluide nourricier, évidemment ces actes doivent se régler d'après la qualité et la quantité de ce dernier ; d'où il suit que le système nerveux doit fonctionner différemment selon qu'il a à produire du sang froid ou du sang chaud, dans telle ou telle autre proportion. Le système nerveux n'est donc pas aussi indépendant qu'on le croit communément ; loin de là, sa phénoménisation, tant anatomique que physiologique, et jusqu'à son existence elle-même, sont réglées par la nature du fluide nourricier, de telle sorte que toute modification apportée à ce dernier, soit dans l'échelle zoologique, soit enfin dans l'évolution physiologique et pathologique de l'animal, entraîne une modification rigoureusement corrélative de l'innervation.

A l'appui de l'opinion qui admet l'indépendance du système nerveux, on invoque souvent certains troubles fonctionnels, et même l'anéantissement de la vie qui résultent de la mutilation de ce système, sans se préoccuper de l'influence que ces mutilations exercent sur l'élaboration du fluide sanguin. C'est ainsi que la destruction de toutes les facultés constitutives de la vie, qui suit immédiatement la décapitation du mammifère, n'est en aucune façon l'effet de l'ablation de l'encéphale; et ce qui le prouve, c'est qu'on a vu des monstres anencéphales vivre sans cerveau pendant plusieurs jours. La véritable cause de la mort consiste en ce que l'on ne peut décapiter le mammifère sans emporter une portion de certains nerfs qui président au mouvement et à l'oxygénation du sang. (*Circulation* et *respiration*). Certains animaux, chez lesquels ces mêmes nerfs s'insèrent beaucoup plus bas sur la moelle épinière, peuvent vivre plusieurs mois sans tête, et l'on a vu un salamandre vivre sans tête assez longtemps pour que le col se fût cicatrisé.

On sait combien les efforts de l'anatomie pathologique ont été impuissans jusqu'ici pour découvrir une lésion du système nerveux dans les maladies qui constituent la classe des névrôses. « Le caractère anatomique des névrôses, dit M. Roche, n'est pas encore connu, ou plutôt il *est dans leur nature de n'en avoir pas.* » Mais si l'observation n'a pu constater la moindre lésion dans les solides, en revanche, l'induction et souvent même l'observation démontrent que ces maladies sont accompagnées d'une altération du sang; telles sont, par exemple, les névrôses dues à l'intoxication par le mercure, par le plomb.

Par contre, il est presque impossible de modifier le sang soit dans sa quantité soit dans sa qualité, sans produire des modifications correspondantes dans l'innervation. Comparez la sensibilité exaltée, la motilité convulsée, la caloricité refroidie, le moral chancelant de l'homme anémique, avec l'innervation *tonique* de l'homme à sang normal. Il y a déjà près de deux cents ans que Bohn démontrait que la ligature d'un gros tronc artériel détermine la paralysie des parties auxquelles le sang cesse d'arriver. Au commencement de ce siècle, la théorie de Bichat sur l'asphyxie démontrait encore la grande influence du sang sur les phénomènes de l'innervation, en prouvant, par des expériences décisives, que la mort asphyxique résulte de la stimulation anormale du système nerveux par un sang non oxygéné, et non d'une prétendue cessation des mouvemens du cœur, ainsi qu'on l'avait cru jusqu'alors.

Après avoir injecté une solution de strychnine dans les poumons de plusieurs chiens, M. Ségalas a empêché, par la ligature de l'aorte abdominale, l'action du poison de se produire sur les extrémités postérieures. La section de la moelle épinière n'a été d'aucune influence, pas plus que la section du pneumo-gastrique n'a retardé l'effet enivrant de l'alcool. MM. Dupuy et Brachet avaient prétendu que la section du nerf vague prévenait l'empoisonnement des animaux, dans l'estomac desquels on introduit une substance toxique; mais, il faut le dire, les expériences faites à Berlin par MM. Muller et Wernscheidt sont complétement opposées à cette opinion. M. Viborg dit avoir appliqué près d'un gros (quatre grammes) d'acide cyanhydrique concentré sur le cerveau dénudé d'un cheval, sans qu'il s'en suivît un effet toxique appréciable. Enfin, Fontana et M. Orfila ont constaté que le venin de la vipère, appliqué sur les nerfs, n'occasionnait aucun accident. De tout ce qui précède, ne découle-t-il pas d'une manière bien manifeste que les phénomènes de l'innervation sont dans la dépendance la plus étroite de la qualité et de la quantité du fluide nourricier ?

Le sang peut subir deux genres de modifications, celles de quantité et celles de qualité. Les premières ne comprennent que la *polyhémie* et l'*anémie*. Les modifications de qualité sont beaucoup plus variées et résultent tantôt de l'absorption d'élémens venus du dehors, tantôt d'un changement survenu dans l'élimination normale des matériaux qui composent le produit des diverses sécrétions. Les élémens venus du dehors sont parfois appréciables à nos sens (plomb, mercure, certaines substances toxiques, etc.); mais le plus souvent ils ne sont appréciables que par induction, ou par voie d'exclusion : ainsi, des phénomènes morbides dénotant une intoxication, la variole, par exemple, viennent-ils à se manifester, force est de reconnaître, aucune sécrétion n'ayant été troublée, qu'il y a eu absorption d'un miasme. On peut en dire autant de la pneumonie : « Le poison des serpens, et spécialement celui du serpent à sonnettes, dit Laennec, détermine fréquemment des pneumonies. Diverses substances médicamenteuses, injectées dans les veines, produisent le même effet. Il *est probable que souvent les pneumonies qui règnent épidémiquement sont dues* à une cause analogue, c'est-à-dire, à des miasmes délétères qui ont pénétré dans l'économie.» (*Traité de l'auscultation médiale.*)

Parmi les produits des sécrétions, les uns sont, tels que l'urine et la sueur, destinés à être expulsés complétement; d'autres, comme le sperme, doivent être, en partie du moins, résorbés. C'est la diathèse particulière résultant tantôt de l'excès, tantôt du défaut de ce dernier fluide, que Bordeu a décrite sous le nom de *cachexie séminale.*

« Ces étonnans phénomènes, dit cet illustre médecin, produits par la semence, méritent d'autant plus de considération, que cette liqueur et ses effets, ou fonctions, sont pour ainsi dire l'image ou le type d'après lequel se comportent toutes les autres humeurs qui parviennent à former quelqu'une de nos cachexies ou de nos mélanges du sang. Qu'est-ce que la semence? un amas peu considérable de petits corps particuliers, vivans, propres à procurer la vie à l'embryon, et ensuite destinés à donner aux pubères et aux hommes faits un nouvel état, un surcroît d'énergie journalière.

« Les eunuques, en perdant la vertu d'engendrer, perdent aussi cette odeur particulière aux mâles; leurs chairs sont plus mollettes; ils sont moins constipés; ils ont la vue moins perçante. Dans les hommes, au contraire, qui jouissent de tous leurs droits naturels, la semence rentre dans la masse des humeurs; elle a la vertu de consolider les parties, elle irrite et stimule toutes les fibres;

elle est la cause de cette odeur fétide qui s'échappe de tous les mâles vigoureux ; elle doit être regardée comme un *stimulus* particulier de la machine (*novum quoddam impetum faciens*) auquel les médecins n'ont pas regardé d'assez près. Les eunuques manquent de ce viatique journalier ; ils roulent et passent leur vie sur les effets du premier jet de semence qui les vivifia ; semblables, à cet égard, aux enfans, ils n'ont d'activité mâle et séminale que celle de leurs pères. Les femmes ne manquent pas de ce principe. On a coutume, dans quelques provinces, de *chaponner* les jeunes poulardes en leur pratiquant la section des cornes flottantes de la matrice. Ces femelles mutilées mènent, comme les chapons, une vie triste, solitaire et mélancolique... J'ajoute que les femmes bien constituées et éloignées de l'enfance et de la vieillesse, ont, ainsi que les hommes, leur *aura seminalis* qui influe et ranime tout le genre nerveux....

« Le reflux de la semence rend les hommes, qui en sont abondamment pourvus, bien moins propres que les eunuques, plus forts de la peau, plus velus, enfin plus odorifères. L'état hirsute et écailleux de la peau, l'odeur qu'elle exhale, sont des preuves de force, des effets d'une disposition décidée à la génération, et des phénomènes de la *cachexie séminale*..... Ceux qui vivent dans la continence, mâles et femelles, ne prennent pas assez garde que leur négligence et la malpropreté dans laquelle ils semblent se plaire, ne sont pas les meilleurs moyens de repousser les tentations et de corriger ou de vaincre le stimulus séminal. La nature se fortifie et l'amour germe sous la haire. Nos anciens solitaires s'écartaient à ce sujet de leur objet principal, en dédaignant les bains et la propreté, comme saint Jean et saint Pacôme, qui ne changeaient jamais d'habits, et comme saint Hilarion, qui ne lavait jamais sa chemise... La surabondance de forces séminales influe singulièrement sur le physique et sur le moral; elle dérange toutes les fonctions... On conviendra sans doute de l'impossibilité où sont les chimistes de déterminer la nature de cet esprit séminal.... Ils ne savent pas mieux comment cet esprit se mêle au sang qu'il imprègne de ses vertus..... Quant aux anatomistes, ils sont muets sur ces importans objets : les médecins y trouvent un des principaux matériaux du sang, une des principales causes de la vie, de la santé, de la force et de bien des maladies.»

Après cette description de la cachexie séminale, Bordeu passe en revue plusieurs autres états pathologiques résultant de la résorption de diverses humeurs, telles que le lait, le fluide menstruel, la bile, etc., et il s'étend sur la phénoménisation essentiellement variée, produite par toutes ces viciations sanguines.

Quant aux sécrétions *excrémentitielles*, leurs produits constituent des causes bien plus fréquentes de viciation du sang, qu'on ne le pense communément. La résorption de l'urine est aujourd'hui décidément reconnue comme provoquant une véritable intoxication. Il s'en faut de beaucoup que l'on applique les mêmes idées aux divers états pathologiques résultant de la non-élimination des matériaux constitutifs de la transpiration cutanée. On peut même dire, en ce qui regarde cette importante question, que les théories dynamiques modernes ont fait faire un pas rétrograde à la science. Il est facile de s'en convaincre par l'examen de la manière d'interpréter l'action du froid sur l'organisme.

« Les gens étrangers à la médecine, dit M. Londe (*Traité d'hygiène*, t. II, p. 442), s'*imaginent* que c'est l'humeur même de la transpiration qui, répercutée à l'intérieur, va irriter les organes. Les *physiologistes*, au contraire, appliquant au corps humain la manière d'agir du froid sur les corps inanimés, considèrent le froid comme refoulant le sang vers le centre, de telle sorte que ce fluide surprend, irrite et enflamme les organes. »

Eh bien ! s'il en est ainsi, qu'il me soit permis, sur cette grave question, de ne point partager l'opinion des *physiologistes*, et de penser au contraire, avec les gens étrangers à la médecine, dont l'instinct voit souvent beaucoup plus juste que la science des docteurs, que les matériaux constitutifs de la sueur, quand un obstacle quelconque s'oppose à leur élimination, déterminent une viciation du sang susceptible, comme toutes les autres modifications du même fluide, de produire des localisations de diverse nature. Eh comment! il y a à peine quelques années, une génération entière de médecins excluait de la pratique la manne, l'huile de ricin, et parfois jusqu'à l'innocente eau de poulet, de crainte de produire des *gastro-entérites*, et l'on voudrait aujourd'hui refuser à un sang vicié par la présence des sels, des acides, des alkali et de la matière animale de la sueur, la propriété de produire la moindre petite irritation (1)! Comment, lorsque l'applica-

(1) Selon M. Thénard, la matière de la sueur, recueillie par le lavage à l'eau distillée d'une chemise de flanelle, aurait présenté les élémens suivans : chlorure de sodium, acide acétique, phosphate de soude, phosphate de potasse et de fer, matière animale. J'ignore jusqu'à quel point on peut admettre, avec M. le docteur Papillon, que les émanations animales sont plus malfaisantes quand elles viennent d'autrui. En tout cas, si, comme le dit ce médecin dans un excellent article publié dans les *Mémoires de médecine militaire*, un homme bien portant rend, en 24 heures, un volume d'air de 6 mètres cubes *mortel*, de 18 m. c. *dangereux*, et 54 m. c.

tion sur une muqueuse d'une faible portion de la sueur des pieds suffit pour y produire une inflammation, la viciation du sang résultant de la répercussion de cette même matière serait impuissante à produire directement et par elle-même la plus légère phlogôse de la muqueuse nasale, le plus léger rhume de cerveau! En vérité, si la physiologie, cette science sublime sans laquelle il n'y a pas de médecine possible, ne devait conduire qu'à de pareils contre-sens, mieux vaudrait pour toujours renoncer à son étude.

Mais, poursuivons : « Les physiologistes, nous dit-on, appliquant au *corps humain* la manière d'agir du froid sur les *corps inanimés*, considèrent le froid comme *refoulant le sang vers le centre*, etc. »

malsain, il est évident que l'homme qui, au lieu de *rendre*, *garde* au contraire cet air, doit aussi compromettre à un haut degré son propre organisme.

Ainsi, voilà la physiologie, dont la principale mission consiste précisément à distinguer l'être vivant de la matière brute, qui assimilerait le *corps humain aux corps inanimés;* que ne cherche-t-elle donc à justifier une telle assimilation en essayant par le refroidissement de produire une pneumonie sur le cadavre? En ce qui concerne le prétendu *refoulement du sang vers le centre,* je demanderai d'abord s'il peut s'agir ici d'un sang normal. Évidemment non; puisque la peau, crispée par le froid, s'oppose à l'épuration de ce fluide qui, de la sorte, subit une altération manifeste dont les *physiologistes* ne tiennent aucun compte. En second lieu, si le froid agissant sur la peau recouverte de son épiderme est capable de déterminer un *refoulement vers le centre,* on m'accordera sans doute que le même agent, appliqué en même temps au moyen de l'air respiré sur le tégument bronchique, devra, au même titre et même à plus forte raison, produire un *refoulement du centre à la circonférence*. De ce double refoulement, que pourrait-il résulter, si ce n'est l'équilibre, un résultat morbide négatif, ou, si l'on préfère, le maintien de la santé?

En outre, si l'action du froid consiste réellement dans un refoulement mécanique *du sang vers le centre*, comment donc expliquerez-vous, et l'antériorité des accidens généraux aux localisations (période d'incubation ou d'opportunité des intoxications), et cette variété de résultats si peu conciliable avec la fixité d'action propre aux modificateurs mécaniques? Comment un *refoulement vers le centre* s'accordera-t-il avec des manifestations pathologiques *à la circonférence?* Comment, enfin, un *refoulement*, toujours identique et ne pouvant varier que d'intensité, justifierat-il la production tantôt d'un ptyalisme, tantôt d'une colique, tantôt d'une fièvre intermittente, selon que l'organisme, antérieurement à l'action du froid, aura absorbé du mercure, du plomb ou du miasme de marais? Évidemment l'hypothèse des *physiologistes* de M. Londe, concernant le mécanisme du froid, *par refoulement du sang vers le centre*, n'est point soutenable.

Mais, dira-t-on, la viciation du sang par les matériaux constitutifs de la sueur est-elle, plus que le refoulement d'un fluide nourricier *normal*, en mesure de justifier : 1° l'antériorité des accidens généraux aux localisations; 2° la multiplicité de ces dernières; 3° enfin, le mode de phénoménisation morbide variable suivant les intoxications antérieures à l'impression du froid? C'est ce que nous allons examiner.

Et d'abord, si, comme je le pense, le froid

agit sur l'organisme en déterminant une intoxication du sang, qu'y a-t-il de surprenant à ce que celle-ci se manifeste par une série d'accidens généraux que personne ne conteste à la viciation du fluide sanguin par des substances autres que la sueur ? A quel titre refuserait-on à la sueur ce que tout le monde accorde aux matériaux constitutifs de l'urine et du pus ?

2° Quant à la multiplicité des localisations produites par les élémens de la sueur, elle n'a rien que de très naturel, si l'on se rappelle que le plomb, le mercure et le miasme des marais, ainsi qu'une foule d'autres agens possèdent la même propriété, et si l'on considère que la sueur est loin de constituer dans son ensemble un élément homogène et partout identique. Quelle analogie existe-t-il, par exemple, entre la sueur de la poitrine et celle si éminemment ammoniacale de l'aisselle, entre la sueur du front et celle à odeur souvent si fétide de la plante des pieds? Or, ces modifications de *qualité*, jointes aux différences de *quantité* des matériaux de la sueur, sont de nature, d'après tout ce qui a été dit précédemment dans cet ouvrage, à répondre à toutes les exigences sur ce second point.

En ce qui regarde la quantité de matière éliminée tant par la peau que par la muqueuse bronchique, les faits suivans serviront peut-être à élucider la question. Ayant réglé notre régime pendant dix jours de suite, de manière à consommer journellement 2,500 grammes en poids, tant en alimens solides qu'en boissons, nous constatâmes que la quantité de matière éliminée, tant par les reins que par l'intestin, pendant ce laps de temps, représentait un poids total de 14,900 grammes, dont 13,300 grammes d'urine et 1,600 grammes de fécès, ce qui donne par jour une moyenne de 1,330 grammes d'urine et 160 grammes de matière fécale. Or, la quantité de matière journellement consommée étant de 2,500 grammes, et le corps ayant présenté, après les dix jours d'expérimentation, son poids primitif, il s'ensuit que les sécrétions cutanée et pulmonaire réunies devaient être de 1,010 grammes par jour. Si l'on tient compte des expériences faites, il y a cinquante ans, par Lavoisier et Séguin, et qui constatent que les produits de la transpiration cutanée sont à ceux de la transpiration pulmonaire à peu près comme 1 est à 5, il en résulte que la quantité de matière éliminée par la peau devrait être de 170 grammes ou d'environ 6 onces dans les 24 heures.

Que l'on suppose maintenant un froid assez intense pour diminuer seulement de moitié l'élimination tant cutanée que pulmonaire, et voilà un demi-kilogramme de matière qui viciera le sang de sa présence. Et cette énorme masse de matière plus ou moins animalisée serait impuissante par elle-même ? Elle réclamerait le secours d'un *refoulement* douteux du sang pour la production d'une maladie ou d'une irritation de tel ou tel viscère ? En vérité, s'il est une chose étrange, c'est que la viciation du sang ou son intoxication par de tels modificateurs ait pu faire un seul instant question parmi les médecins.

3° Mais si la sueur, en tant que matière spéciale, doit avoir, d'après la loi formulée page 185, ses localisations propres et spéciales, comment sa non-élimination par la peau est-elle, en certaines circonstances, suivie d'une phénoménisation pathologique appartenant manifestement à d'autres matières qui, antérieurement à elle, ont pénétré dans le sang ? En d'autres termes, si la spécialité d'action des diverses substances sur l'économie est chose réelle, comment l'intoxication, par les élémens de la sueur, se manifeste-t-elle tantôt par un ptyalisme mercuriel, tantôt par une colique de plomb, tantôt par une fièvre intermittente de marais? Eh bien! en cela encore, il n'y a rien qui doive surprendre quiconque a bien compris ce qui a été dit plus haut, sur la loi d'*antagonisme*. De ce que deux substances vicient simultanément le sang du même individu, il ne s'ensuit pas que l'intoxication complexe qui en résulte doive se phénoméniser nécessairement par les localisations des deux miasmes à la fois. Cette double phénoménisation peut avoir lieu, mais n'est point de rigueur. Ainsi, chez un individu atteint de syphilis et subissant un traitement mercuriel, on observe parfois simultanément des accidens mercuriels, marchant parallèlement à des accidens syphilitiques. Chez l'habitant d'une contrée marécageuse, on voit souvent la maladie occasionnée par le miasme marcher de front avec les accidens causés par la quinine; mais cette double manifestation constitue l'exception, et, dans la plûpart des cas, l'un des deux modificateurs cède le pas à l'autre. Eh bien! la même chose a lieu dans les cas d'intoxication double par la sueur, et un autre modificateur. Ainsi l'on voit, par exemple, une pneumonie, provoquée par une suppression de la sueur, marcher de front avec des ulcérations mercurielles, tandis que, dans d'autres circonstances, un arrêt de transpiration ne provoquera qu'un ptyalisme mercuriel simple, c'est-à-dire, exempt des complications qui expriment l'intoxication par les matériaux de la sueur.

Il est permis de conclure de tout ce qui précède que le froid, loin d'influencer l'organisme, comme on le croit communément, c'est-à-dire, par un prétendu refoulement du sang normal vers le centre, produit, au contraire, ses effets tantôt en déterminant une véritable viciation de ce fluide au moyen des élémens de la sueur et de la transpiration pulmonaire, viciation semblable en tous points aux intoxications par substances venues du dehors, ayant comme celles-ci ses localisations spéciales ; tantôt en devenant simplement l'*occasion* de la manifestation morbide d'une intoxication préexistante (mercure, plomb, miasme des marais, etc., etc.).

Ainsi donc, toutes les fois que les agens physiques de la nature, pondérables ou impondérables, exercent leur influence sur l'organisme, autrement que d'une manière *traumatique* ou *chimique*, leur action aboutit nécessairement à une altération du fluide nourricier, soit en provoquant l'absorption d'élémens venus du dehors, soit en modifiant l'élimination de certains produits dont l'éloignement, dans de certaines proportions est indispensable au maintien de la santé. Or, si telle est en effet l'action sur l'économie des influences physiques (météorologiques, épidémiques, etc.), on ne saurait refuser d'admettre que toute lésion *non traumatique* des solides survenant dans un organisme vivant, sous l'influence d'une cause physique, appréciable ou non à nos sens, traduit forcément une modification du fluide nourricier, qu'il y ait ou non sur ce point consentement de la part du microscope et de la chimie. Enfin, force est de reconnaître que la pathologie non traumatique ou non chirurgicale des êtres organisés, la pathologie que l'on est convenu d'appeler médicale, est essentiellement humorale (1).

(1) Il est évident que cette délimitation de l'humorisme diffère un peu de celle que lui assigne M. Bouillaud, dans le passage suivant: «On peut, je crois, admettre, *sans grand inconvénient*, que les solides et les liquides ont une *égale* part dans

Je regrette de n'avoir pu qu'esquisser cette immense question de pathologie générale; mais je dirai avec Torti : *Sat sit eadem adumbrasse, ut si rudem aliquam et indigestam veritatis speciem in illis quispiam reperiat, ulteriori cultura ad meliorem frugem reducat.*

la génération des phénomènes morbides. » (Art. *humorisme* du *Dict. de médec. et de chir. prat.*) La pathologie humorale possède, au contraire, des limites très précises, mais qu'il n'appartient ni au chimisme ni au microscopisme modernes d'indiquer.

DEUXIÈME PARTIE.

THÉRAPEUTIQUE.

Il y a quelque chose d'important à découvrir sur l'opportunité et la tolérance des préparations arsénicales.

Nouveau formulaire des Hôpitaux militaires.)

CHAPITRE PREMIER.

Histoire thérapeutique des préparations arsénicales.

L'usage thérapeutique des préparations arsénicales, loin d'être aussi moderne qu'on ne pense ordinairement, remonte au contraire à une époque fort ancienne, si nous en jugeons par les éloges que leur ont donnés Dioscoride, Galien et Cœlius Aurelianus. Tour à tour exaltées avec enthousiasme, abandonnées, puis remises en faveur, on peut avancer qu'elles étaient tombées, du moins en France, dans un oubli, même dans un discrédit à peu près absolu, lorsque j'entrepris de m'occuper de leur réhabilitation, ou mieux de la régularisation de leur emploi thérapeutique.

D'après Homberg, les Chinois et les Indous employaient l'arsenic dès la plus haute antiquité. Fodéré raconte que depuis l'époque d'Alexandre de Tralles, cette substance entra toujours dans la composition des parfums et des amulettes employées contre les fièvres d'accès. Un médecin du seizième siècle, Savonarola, tout en préconisant l'efficacité de ce moyen, avoue franchement que lui-même n'osait pas l'employer, *propter vulgus*, c'est-à-dire, dans la seule crainte du *qu'en dira-t-on*. Les Arabes du dixième siècle ont vanté les vertus de l'acide arsénieux; Joseph Frank nous dit que les Juifs et les paysans lithuaniens s'en servent depuis fort long-temps pour couper la fièvre, et le même auteur ajoute que, cédant aux instances de ses élèves, il aurait consenti trois fois à employer ce médicament sur des malades, et qu'il l'aurait fait, sinon avec succès, du moins aussi, « et *Dieu en soit loué, sans accident.* » Il ne s'en déclare pas moins convaincu « que si l'on guérit les fièvres avec ce « poison, ce n'est qu'en tuant les malades ! »

En Angleterre, personne ne se montra plus ardent partisan de l'emploi des préparations arsénicales que Fowler. Il remplaça un remède secret usité avant lui sous le nom de *agues droops*, par une solution qui porte son nom et avec laquelle il guérit cent soixante et onze fiévreux. Après lui, Arnold de Leicester, Freer et Willan en obtinrent des succès fort remarquables, et l'on vit Pearson, médecin de l'hôpital Saint-Georges à Londres, guérir avec l'arsenic le duc d'York, d'une fièvre depuis long-temps rebelle au quinquina. On lit ce qui suit dans les leçons de thérapeutique médicale faites à l'école de médecine de Dublin par le professeur Stokes: « L'arsenic occupe, à côté du quinquina, la « première place comme agent thérapeuti- « que dans le traitement des fièvres d'accès, « et l'on a fait cette intéressante remarque, « que ces mêmes fièvres qui exerçaient au- « trefois d'énormes ravages dans un district « de Cornouailles [1], en avaient complétement disparu depuis l'établissement d'une « fonderie de cuivre dans ce pays. » Chacun sait qu'il se dégage de l'arsenic pendant la fusion du cuivre.

(1) Ne serait-il pas permis de rapprocher de cette remarquable disparition des fièvres sous l'influence des émanations arsénicales, l'action salutaire attribuée par les Arabes de la province de Constantine aux eaux minérales d'Hammam-Mez-Koutin, dans lesquelles un officier de santé militaire distingué, M. Tripier, dit avoir constaté la présence d'un atome d'arsenic? On rencontre encore aujourd'hui près de ces eaux des traces d'un établissement de bains construit par les Romains.

L'arsenic fut prôné en Amérique par Barton (*Collect. for an Essay, etc.* Philadelphie 1804); en Italie par Bréra (*Clinica medica di Pavia*, 1806). Parmi les Allemands, Slevogt, Keil et Plenciz se déclarèrent ses chauds partisans, et une immense popularité semblait désormais assurée à ce médicament, s'il n'eût rencontré parmi ses adversaires le célèbre Stork. Retombé entre les mains des charlatans, il ne fallut rien moins que l'extrême cherté de l'écorce du Pérou, par suite du système continental de l'Empire, pour qu'en 1811 l'arsenic fût de nouveau employé par Heim, qui en retira les meilleurs effets, (Heim, *der Arsenik als Fiebermittel*); on pense bien qu'un médicament tel que celui dont il s'agit ne pouvait manquer de fixer l'attention du célèbre auteur de la doctrine homéopathique, lui à qui appartient incontestablement le mérite d'avoir insisté, plus qu'on ne l'avait fait jusqu'alors, sur les accidens secondaires que provoquent les doses élevées ou souvent répétées de quinine, maladie plus fréquente qu'on ne pense parmi les militaires de l'armée d'Afrique. On lira avec intérêt dans le *Traité de matière médicale pure* de Hahnemann l'article qui commence ainsi : « En écrivant le nom de l'arsenic, des souvenirs graves s'emparent de mon âme. » Enfin, dans ces dernières années, le professeur Schœnlein, de Berlin, vint ajouter l'autorité de son nom à ceux qui s'étaient déjà prononcés en faveur de ce précieux médicament. Voici comment s'exprime ce savant pathologiste : « Les inconvéniens reprochés aux préparations arsénicales sont tout-à-fait controuvées, et l'observation, vierge de prévention, enseigne que l'hydropisie et la désorganisation des viscères abdominaux se rencontrent *beaucoup plus rarement* durant leur usage, qu'alors que l'on a recours au quinquina. Nous les avons employées avec un plein succès dans les cas les plus désespérés, et lorsque le quinquina avait déjà complétement échoué.» (*Allgemeine und spezielle Pathologie und Therapie.*)

D'après Schœnlein, les formes tétanique et épileptique des fièvres intermittentes sont celles qui indiqueraient spécialement l'usage de l'arsenic, et cette donnée nous paraît d'autant plus importante pour la médecine militaire française, que la forme *tétanique* est, sans contredit, une des plus fréquentes des fièvres graves de l'Algérie.

En France, l'administration médicinale de l'arsenic n'obtint jamais une grande popularité; elle eut pour détracteurs Deidier, Peyrilhe et Thibaut, et le coup porté à cet héroïque médicament fut tel, que l'opinion se montra sourde au cri de l'expérience, lorsqu'en 1809 Fodéré, qui avait traité plus de trois cents fiévreux par les préparations arsénicales, publia ses nombreuses et remarquables recherches. Dans une notice publiée en 1807, M. Niel, alors premier médecin de l'hôpital de Marseille, s'exprimait ainsi : « Je dois « avouer qu'il n'est pas de fébrifuge comme « l'arséniate de soude et dont les effets soient « aussi prompts ; je n'excepte ici aucune es« pèce de fièvre intermittente. Ce remède « fut donné à la dose *d'un quart de grain par* « *jour*. Trois à quatre doses suffirent pour la « disparition des accès » (1).

La médecine militaire française, qui depuis quarante ans a pris une part si large aux progrès de notre art, ne resta pas en arrière sur la question qui nous occupe. M. Gasc, aujourd'hui inspecteur au conseil de

(1) Quant à la débilitation des malades que M. Niel mettait sur le compte du médicament, elle était l'effet de la dose vingt-cinq fois trop forte à laquelle ce praticien avait recours.

santé des armées, publia un travail (*Journal complém.*, I) dans lequel il se loue des bons effets de l'arsénite de potasse dans le traitement des fièvres tierces, et surtout des fièvres quartes.

En 1833, M. Cazenave publia, dans le *Dictionnaire de médecine*, en 25 vol., un fort bon article sur l'arsenic, et fit de louables efforts pour arracher ce médicament à l'oubli, en s'appuyant, il est vrai, beaucoup moins sur des faits de sa propre pratique que sur les travaux antérieurs des médecins de divers pays; mais ce fut en vain, et la routine, cette puissance qui pèse si lourdement sur l'art médical, l'emporta de nouveau.

MM. Trousseau et Pidoux, dont le traité de thérapeutique a déjà produit d'excellens résultats dans le sens de la réhabilitation de la matière médicale en France, publièrent, en 1837, leur article *arsenic*, dont ils avouent avoir puisé la plûpart des matériaux dans l'intéressante monographie de Harless (*de Arsenici usu in medicinâ*, 1811).

Devant l'autorité de tant de noms recommandables, en présence de tant de faits d'une incontestable authenticité, comment s'expliquer cette terreur panique, cette *arsénicophobie*, pour parler le langage de Harless, qui, à diverses époques et même aujourd'hui, a détourné et détourne encore la presque totalité des médecins de l'emploi de l'arsenic, et va même jusqu'à livrer à leurs sévères accusations le praticien qui fait usage de ce médicament? A cette question nous ne saurions mieux répondre, qu'en rapportant un passage extrait de l'article déjà cité de M. Cazenave :

« Il y a quelque chose de honteux réellement à avouer que le grand secret de tout ceci se trouve dans un mot, dans le mot *poi-*

son. Oui, la médecine a aussi ses préjugés, et il est de par le monde médical une vieille opinion très-accréditée dans le sacerdoce, que l'arsenic est de tous les poisons le plus subtil. Or, en voilà bien assez pour légitimer l'effroi réel des timorés et les applaudissemens que d'autres se donnent généreusement eux-mêmes, pour se récompenser d'avoir contribué, disent-ils, à restreindre l'usage de ce médicament dangereux. »

« Les témoignages si positifs et si nombreux, cités plus haut, suffisent pour répondre à ceux qui voient un poison dans l'arsenic administré comme médicament. Je pourrais bien demander ce que c'est qu'un poison en thérapeutique.... S'il est possible d'en admettre, absolument parlant, sans convenir aussi que les médecins, y compris ceux qui se récrient le plus contre l'arsenic, emploient tous les jours des poisons; mais, je le répète, il est inutile d'en appeler au raisonnement : l'expérience a parlé. Il en est de même de cette opinion qui attribue à l'arsenic des effets délétères, inévitables, mais qui peuvent être très éloignés. Elle est encore plus inadmissible. Il est très facile de dire qu'il faut reconnaître « *que la transformation possible des préparations arsénicales en un poison lent, n'est que trop justifiée par la connaissance de leurs effets physiologiques* », d'autant que ce sont des phrases toutes faites qui revoient le jour deux ou trois fois par siècle. C'est d'ailleurs ce que l'on a dit de tous les agens thérapeutiques un peu actifs (1), du mercure, de l'émétique,

(1) Le quinquina lui-même, que l'arsenic est appelé à remplacer dans l'immense majorité des cas pour le traitement des fièvres d'accès, eut d'abord de nombreux détracteurs et fut proscrit par plusieurs facultés. Les médecins qui osèrent l'employer furent persécutés ; de telle sorte que Frassoni, médecin de Rome, qui avait foi dans les propriétés fébrifuges de ce médicament, n'en put trouver chez les pharmaciens. (*Torti therap. special.*)

de la plûpart des narcotiques, etc. Il me semble qu'il serait beaucoup moins facile de démontrer clairement cette possibilité. Pour moi qui, je l'avoue, ne comprends pas ce poison lent qui permet de se porter, quand on en a pris, tout aussi bien et quelquefois même encore mieux qu'auparavant, et dont la généreuse tolérance peut se prolonger indéfiniment, en théorie, je regarde cet argument comme un rêve; et si, par hasard, j'étais tenté d'y trouver même la moindre probabilité, je la croirais impitoyablement détruite par une étude tant soit peu attentive des faits.»

« A ce sujet, je rappellerai ici, entre autres observations, une de celles que j'ai entendu raconter par M. Biett dans ses leçons cliniques. Une demoiselle de vingt ans fut guérie par la solution de Pearson, continuée pendant trois ans, d'un *eczema* qui couvrait toute la peau, et qui depuis l'âge de sept ans avait résisté à tous les traitemens possibles. Non-seulement la guérison fut permanente, mais aujourd'hui cette demoiselle jouit d'une santé excellente, et depuis huit ans elle n'a pas éprouvé le moindre accident. Il me serait facile de rapporter ici un grand nombre de faits analogues.

« Évoquant avec un soin tout particulier les morts même qui ont pu être le résultat de l'introduction d'une trop grande quantité d'arsenic dans l'économie, on s'est demandé s'il était raisonnablement permis d'avoir recours à de pareils moyens. Ici, il n'y a qu'une réponse à faire : c'est de renvoyer les uns à l'ignorance qui abuse, et les autres au crime qui aurait pu choisir, avec le même succès, tel autre agent en honneur en thérapeutique. Trop souvent d'ailleurs ces histoires, rapportées avec étalage, étaient fabuleuses et il faut moins s'étonner qu'elles aient pu être accréditées à l'époque de Léonard de Capoue, de Sennert, etc., que de les voir reproduites sérieusement aujourd'hui.

« D'un autre côté, on a rassemblé une série de phénomènes qui, dans des cas exceptionnels d'ailleurs, ont semblé être le résultat de l'administration de l'arsenic, tels que l'œdème des pieds, du visage, la bronchite, la paralysie des extrémités inférieures, etc.; et on les a représentés comme des effets inévitables du médicament. Mais il est évident que les uns sont le plus souvent la conséquence de la maladie elle-même, (des fièvres intermittentes, par exemple), et que les autres n'ont aucun rapport ni avec la maladie, ni avec le médicament employé.

« Enfin, on a réuni, sous le nom d'*operative effects*, les phénomènes auxquels peut donner lieu l'arsenic administré à des individus irritables, tels que les nausées, les vomissemens, etc.; et sans faire attention que ce sont encore des cas exceptionnels, ou plutôt sans vouloir en tenir compte, on est parti de ce point pour en blâmer l'usage. Mais que l'arsenic soit un agent énergique qu'il faille surveiller, dont l'ingestion ne convienne pas à toutes les constitutions; un agent qui, administré d'une manière inopportune, à des doses mal appréciées [1], puisse déterminer des symptômes de phlegmasie gastro-intestinale, c'est ce que personne ne révoque en doute; mais cela ne dit point que, donné avec prudence, comme d'ailleurs doivent être donnés tous les médicamens, il ne soit pas un agent thérapeutique précieux. D'ailleurs, il est temps d'en finir avec ces nau-

(1) Cette réflexion de M. Cazenave, relative à la dose, est très juste; seulement ce médecin oublie de poser les bases d'une posologie meilleure, ce qui indique qu'il admet (à tort selon nous) l'innocuité absolue des doses ordinaires proposées par les auteurs.

sées, ces irritations abdominales, qu'on nous jette toujours en avant quand il s'agit de thérapeutique, et qui se ressentent un peu trop encore de l'époque où l'on tremblait devant l'eau de poulet.

« Ce qu'il y a de plus étrange, c'est que quelquefois, après avoir dépensé tous ses efforts à commenter les *operative effects* de ce médicament, pour arriver à prouver qu'il est dangereux, on l'a conseillé dans certains cas; après s'être félicité d'avoir contribué à en restreindre l'usage, on l'a admis dans telle ou telle maladie. J'aime mieux l'opinion de Thibaut qui le rejette tout-à-fait. En thérapeutique, c'est une question grave qui demande à être résolue d'une manière nette et positive : ou l'arsenic est un médicament réellement, absolument dangereux, et alors il faut le rejeter entièrement; ou bien c'est un agent énergique, mais efficace et précieux, dont l'administration, soumise à certaines règles, n'offre aucun inconvénient, *et alors il faut l'admettre*. Or, la question ne saurait être douteuse. C'est le grand maître lui-même, c'est l'expérience qui l'a dit, l'arsenic doit prendre rang parmi les agens les plus précieux de la thérapeutique.»

Action physiologique des préparations arsénicales.

Je me suis fait un devoir rigoureux de ne jamais administrer un médicament nouveau à un malade, sans en avoir préalablement expérimenté l'action sur moi-même. Fidèle à la méthode que je m'étais imposée il y a cinq ans, pour mes essais de l'administration du nitrate d'argent à l'intérieur [1], je n'ai cette

(1) Voir la *Gazette médicale* de Paris et le *Journal des connaissances médico-chirurgicales*, année 1836 : De l'emploi du nitrate d'argent dans les phlegmasies des membranes muqueuses en général.

fois administré aucune préparation arsénicale avant d'en avoir étudié sur moi, et l'action physiologique, et la dose. Je dois, avant tout, faire observer qu'ayant expérimenté successivement l'acide arsénieux, les arséniates de soude, de potasse et d'ammoniaque, il m'a été impossible de saisir ni sur moi, ni sur aucun malade la moindre différence d'action appréciable, quelle que fût la préparation employée; seulement on comprendra que l'action de ces divers modificateurs résidant essentiellement dans l'acide arsénieux, et non dans les bases avec lesquelles il est susceptible de se combiner, on doit, à dose égale, s'attendre, de la part des arséniates, à des effets moins prononcés.

L'état des malades que j'ai eu occasion de traiter n'ayant jamais paru nécessiter des doses supérieures; persuadé que l'exagération de la dose des préparations arsénicales, et les accidens qui ont dû en résulter, ont constitué depuis trois siècles le plus puissant obstacle à la généralisation de leur emploi thérapeutique ; désirant d'ailleurs fixer mon opinion sur leurs effets *curatifs* et non sur leurs effets *toxiques* , j'ai cru devoir borner mes expériences sur moi-même à la dose d'un à cinq vingt-cinquièmes de grain, d'autant que cette quantité est encore de huit à seize fois plus forte que celle que j'ai l'habitude d'administrer aux malades.

Voici très succinctement les effets qui ont attiré mon attention toutes les fois que je me suis soumis à l'action de l'arsenic, à la dose indiquée (1) :

(1) Il est évident qu'il ne s'agit ici nullement de l'action directe, chirurgicale ou caustique du médicament; mais de cette action appelée *dynamique* par l'école italienne et que j'appellerai *par absorption*. A la dose d'un à cinq vingt-cinquièmes de grain, l'arsenic est certainement moins caustique, moins irritant même que ne le sont les plus faibles doses usitées de quinine.

1° Bouche fortement humectée, salive abondante et douçâtre.

2° Augmentation de l'appétit; Hecker, ainsi que MM. Cazenave et Biett considèrent ce phénomène comme constant, mais Harless signale au contraire une diminution d'appétit, des nausées, et souvent des vomituritions, toutes les fois que l'on dépasse un huitième de grain. Sur les malades, j'ai observé plus souvent l'augmentation que la diminution de l'appétit, même à la dose d'un centième de grain (deux milligrammes); mais la fréquence de ce résultat ne tenait-il pas à la cessation de la maladie opérée par le médicament?

3° Modification de la liberté du ventre, tantôt dans un sens, tantôt dans l'autre; c'est-à-dire, un peu de relâchement ou un peu de constipation.

4° Augmentation de la chaleur de la peau. Cette sensation se fait plus particulièrement remarquer dans les maladies cutanées, et semble alors constituer un indice d'amélioration.

5° Quelquefois augmentation de la force et de la fréquence du pouls, qui diminue ensuite. M. Biett avait remarqué dans ces changemens du pouls *une sorte de périodicité*. Pour mon compte, j'ai vu survenir une fièvre intermittente quotidienne que je fus obligé de combattre par la quinine, chez un de mes malades, qui, pour cause d'ichthyôse, avait pris vingt-quatre centièmes de grain d'acide arsénieux en douze jours. Y avait-il là simple coïncidence? je l'ignore; toujours est-il qu'à part l'affection cutanée, ce malade jouissait de la meilleure santé, et que sa fièvre intermittente se manifesta à une époque où aucune maladie semblable ne régnait en ville. J'avoue toutefois que ce fait est trop isolé pour être concluant.

CHAPITRE II.

Indication thérapeutique des préparations arsénicales.

Sans m'occuper ici de l'usage externe de l'arsenic, j'aborderai tout de suite les indications de son usage interne, médical ou par absorption.

Exalté outre mesure dans le traitement du cancer par un grand nombre d'auteurs, ce médicament, à peu près abandonné aujourd'hui dans cette maladie, mériterait peut-être d'être expérimenté de nouveau. J. Hunter a proposé de l'employer contre la rage; Buchner le vante dans le rhumatisme articulaire. Tout ceci a besoin d'être soumis de nouveau au creuset de l'expérience. En revanche, la science est déjà riche de faits dès qu'il s'agit de certaines formes de syphilis, même rebelles au mercure, et qui cèdent comme par enchantement aux tisanes de Feltz et d'Arnould, dont l'activité est due principalement à l'arsenic qui s'y trouve combiné à l'antimoine. Quelques observations recueillies dans ma pratique, m'autorisent à penser que l'arsenic peut rendre de très-grands services dans la syphilis constitutionnelle.

Fowler avait préconisé les préparations arsénicales contre le rhumatisme. Mais, comme le fait observer M. Chomel, « ni sur les grands théâtres, ni dans les coins les plus obscurs du monde savant, il n'a paru un autre panégyriste des vertus anti-arthritiques de l'arsenic.» Pour mon compte, j'ai eu à me louer de l'emploi de ce médicament dans le traitement de certaines douleurs, avec exacerbations franchement périodiques, et paraissant résulter d'une intoxication de marais (*fièvre larvée*).

Les préparations arsénicales possèdent des qualités précieuses dans le traitement des maladies chroniques de la peau, et spécialement dans celui de l'eczema, de l'éléphantiasis et de la lèpre. Les Arabes en faisaient un usage fréquent, comme l'atteste le passage suivant de Rhazès : « *Arsenici omnes species medentur scabiei, herpeti et lepræ ulcerosæ.* » On lit dans Alvicenne : « *Ceratum factum ex arsenico confert contra herpetem, esthiomenon ulcerosumque in ore et in naso.* » A M. Biett appartient le mérite d'avoir introduit en France l'usage de ce médicament dans la thérapeutique des maladies cutanées. Je l'ai vu souvent produire la guérison de ces affections, après une aggravation momentanée; je m'en suis servi avec avantage, tant administré à l'extérieur que sous forme de lotions ou de fumigations, dans le traitement de la gale, des dartres, de certaines ophthalmies et même dans deux cas d'alopécie. « Dans les maladies squammeuses, dit M. Cazenave, on observe, au bout de quelques jours, un surcroît d'activité dans l'éruption: les plaques deviennent chaudes, animées, le centre se guérit, les bords se brisent, s'affaissent peu à peu, et souvent au bout de deux mois, quelquefois avant, on voit disparaître la maladie: dans les formes vésiculeuses ou pustuleuses, les surfaces s'injectent et semblent prendre une activité nouvelle qui toutefois ne dépasse pas le travail subinflammatoire nécessaire à la résolution...... Les préparations arsénicales réussissent moins bien dans les affections papuleuses, telles que le porrigo, l'acné, le sycosis; mais elles peuvent être d'un grand secours dans l'éléphantiasis des Grecs. » Le même auteur a publié un exemple d'*urticaria tuberosa* grave, qui céda complétement à l'arsenic.

« Ce médicament, disent MM. Trousseau « et Pidoux, a été conseillé comme anthel« mintique, et c'est en effet un remède d'une « puissance infaillible. Dans le traitement du « tænia, l'acide arsénieux et mieux l'arsé« niate de soude, se donnent à la dose d'un « cinquième à *un grain* par jour. Deux heures « après la dernière dose, on administre un « purgatif drastique. » Mais n'est-il pas à craindre que le médicament manié à une telle dose, au lieu de vermicide ne devienne homicide ? Le purgatif pourra bien, en certains cas, expulser le ver; mais, à coup sûr, il n'expulsera pas l'arsenic déjà absorbé, et n'en préviendra pas les accidens dynamiques

Pour ce qui est de l'usage de ce médicament contre les névroses, Dioscoride en a vanté l'emploi dans le traitement de l'asthme. Avicenne dit textuellement : « *Datur arsenicum in potionibus ad tussim antiquam quandoque etiam in pilulis contra asthma.* » C'est dans ces mêmes circonstances qu'Ettmuller faisait fumer un mélange de tabac et d'arsenic, en portant ce dernier jusqu'à la dose énorme *de quinze grains!* Dangereux exemple dont je me garderai de conseiller l'imitation : *nam agitur de pelle humanâ.*

Tout récemment M. Trousseau a administré l'arsenic en *cigarettes*, pour combattre la toux et la dyspnée chez les phthisiques. D'après le *Bulletin de thérapeutique*, on plonge une feuille de papier dans une solution faite avec arséniate de soude, *un gramme*, eau distillée, trente grammes ; le papier ainsi imbibé est séché, puis coupé en petites portions que l'on roule sur elles-mêmes en forme de cigarettes. Je ne saurais approuver complétement cette pratique qui s'oppose manifestement à la précision de la dose d'un médicament qui, pour être un des plus héroïques et des plus précieux agens de la matière médicale, n'en exige pas moins la plus grande circonspection dans la manière de le manier; d'autre part, son mélange avec la fumée du papier me paraît constituer un autre inconvénient. Pour mon compte, je préfère faire fumer, dans une pipe en terre, l'acide arsénieux à la dose de quatre à six centièmes de grain (deux à trois milligrammes) mêlés avec quelques feuilles de roses. Au reste, j'obtiens le même résultat en administrant au malade tout simplement un à deux centièmes de grain d'acide dans une cuillerée d'eau distillée. Pour stimuler la vessie, la cantharide n'a nullement besoin d'être injectée dans cette poche, pour laquelle

elle possède une affinité élective. Or, si l'arsenic possède une vertu calmante pour les bronches, il doit exercer cette action quelle que soit la surface de l'organisme par laquelle il est introduit. Au reste, il est à remarquer que les préparations arsénicales calment la toux et la dyspnée, d'autant plus sûrement, que ces accidens affectent un type plus régulièrement périodique.

Alexander dit avoir employé l'arsenic avec succès contre l'angine de poitrine. Harless rapporte plusieurs cas de guérison d'épilepsie et de chorée obtenue par le même médicament. Je n'ai eu pour ma part qu'une seule occasion de l'employer dans le traitement de l'épilepsie, et je croyais avoir obtenu un résultat avantageux, lorsque le malade, objet de mon expérimentation, ayant été libéré du service militaire, me quitta pour se rendre dans ses foyers. Deux de mes malades atteints d'héméralopie, l'un depuis douze, l'autre depuis quinze jours, ont pu quitter l'hôpital après avoir pris, pendant seulement trois jours, un centième de grain d'acide arsénieux. Y avait-il simple coïncidence entre la guérison et l'administration du médicament? C'est ce qu'il serait difficile de décider. Toujours est-il que, dans d'autres circonstances, ce même traitement ne m'a point réussi.

Moodie assure que, dans l'Inde, les préparations arsénicales sont considérées comme douées de vertus spécifiques contre la morsure des vipères et des serpens, et c'est par imitation de cette pratique, que J. Hunter avait proposé de les essayer dans le traitement de la rage.

Mais c'est surtout dans la thérapeutique des fièvres intermittentes que l'arsenic déploie toute l'énergie de son efficacité médicinale; c'est aussi contre cet ordre de maladies que son action a été le mieux constatée par les meilleurs observateurs de tous les temps et de tous les pays. J'ai déjà dit plus haut quels ont été, depuis plusieurs siècles, les principaux empêchemens à ce que cet héroïque et précieux médicament devînt d'un emploi général; ces obstacles sont en grande partie dans le nom même de ce modificateur, dont l'histoire rappelle les crimes les plus odieux; mais je les vois en outre, et par dessus tout, dans les accidens inhérens, et au peu de précaution, et à l'exagération de la dose de son administration ordinaire. Il y a, selon moi, un grand inconvénient à faire passer ce médicament, une fois prescrit, par un trop grand nombre de mains, avant d'arriver au malade. Aussi, ai-je l'habitude de me le faire remettre directement par le pharmacien en chef de l'Hospice, qui se charge lui-même de sa préparation, et de le faire prendre au malade en ma présence. Ce *modus faciendi* diffère essentiellement, comme on voit, de la pratique ordinaire, qui abandonne beaucoup trop au hasard. Ainsi, le bon Fodéré nous raconte naïvement: «J'ai heureusement trouvé une mesure (un de ces petits pots à cautère volant de moyenne grandeur) qui ne contient précisément, lorsqu'elle est rase, qu'une dragme de liqueur (*Op. cit.*, p. 112).»

Niel, cité par Fodéré, dit formellement: « qu'il n'est pas de fébrifuge dont les effets « soient plus prompts que ceux de l'arsenic. « Je n'excepte ici aucune espèce de fièvre « intermittente; sur dix-neuf individus traités « par ce moyen, je n'ai observé que trois « rechutes. » Ce médecin avait cependant remarqué que sa médication était parfois suivie d'une certaine débilitation; accident qu'il aurait certainement évité, si, au lieu d'employer un quart de grain d'arséniate de soude, il eût employé une dose moindre.

Selon MM. Trousseau et Pidoux : « lors-« qu'on prescrit l'acide arsénieux à l'intérieur, « on peut, *en toute sécurité*, donner à un « adulte *un demi* à un huitième de grain *deux* « *à trois fois par jour*... Quand on a prescrit « des doses trop minimes, on n'atteint pas « le but thérapeutique, vers lequel on ten-« dait. (*Op. cit.* tom. II, p. 158.)

C'est précisément parce que je suis moins rassuré que ces divers auteurs sur l'entière innocuité des préparations arsénicales administrées à de telles doses, que je me suis appliqué à rechercher s'il ne serait pas possible de leur conserver toute leur efficacité thérapeutique tout en les dépouillant, par une atténuation de dose, de leurs inconvéniens toxiques. Eh bien ! je crois être parvenu à résoudre ce problême de la manière la plus complete. Après avoir débuté dans mes expérimentations par un vingt-quatrième de grain, je me suis assuré par des essais successifs, et qui aujourd'hui ont déjà été répétés avec des résultats identiques aux miens par bon nombre de médecins de Marseille, que l'acide arsénieux convenablement préparé conserve, à la dose, en quelque sorte microscopique, d'un centième de grain (*un demi-milligramme*), toute son énergie médicinale, non-seulement dans le traitement des fièvres de marais, mais encore dans celui d'une foule d'autres maladies. Il y a plus : j'ai souvent obtenu avec une seule prise d'un centième de grain de ce médicament la disparition radicale de fièvres contractées soit en Algérie, soit au Sénégal, et qui avaient jusqu'alors résisté aux médications les plus variées, y compris le sulfate de quinine et le changement de climat.

On conçoit qu'une telle atténuation de la dose de l'acide arsénieux, non-seulement doit calmer les esprits les plus timorés, mais qu'elle est même de nature à inspirer des doutes sur l'action du médicament à quiconque n'a pas eu occasion de l'observer soi-même. Aussi, n'ai-je jamais balancé, lorsque j'ai rencontré la moindre hésitation de la part d'un malade à prendre le médicament, à lui en donner l'exemple moi-même, sans en avoir jamais éprouvé le moindre accident appréciable.

Un fait très remarquable, c'est que le degré d'efficacité des préparations arsénicales, dans le traitement des fièvres intermittentes, soit subordonné d'une manière bien manifeste à la constitution médicale régnante, de telle sorte qu'on les voit parfois perdre à un haut degré de leur vertu fébrifuge, alors que, quelques jours auparavant, aucune fièvre intermittente ne résistait à leur action héroïque. Avant d'avoir acquis la connaissance de ce singulier phénomène, il m'est arrivé plusieurs fois de l'attribuer au mode de préparation pharmaceutique; mais j'avais beau faire changer le médicament et en surveiller moi-même l'élaboration, les résultats restaient les mêmes. Dans ces circonstances, j'ai vu quelquefois l'usage du sulfate de quinine être suivi de meilleurs effets; cependant, dans l'immense majorité des cas, et, en ce moment, en particulier (fin d'août 1841), le quinquina échoue à peu près constamment, lorsque l'acide arsénieux n'a pas réussi. Au reste, de nombreuses expériences m'ont démontré que l'action du sulfate de quinine, aussi bien que celle de l'arsenic, est également influencée par le génie épidémique des maladies.

Je viens de faire remarquer que le quinquina réussissait quelquefois là où l'arsenic avait échoué. Il faut cependant avouer que ces résultats, à l'avantage du premier de ces médicamens, constituent l'exception, tandis que rien n'est plus fréquent que la réussite de l'arsenic dans le traitement des fièvres rebelles à la quinine. Je suis parvenu, chez un grand nombre de malades, et cela par de très faibles doses d'acide arsénieux, à mettre, en peu de temps, un terme à des fièvres quotidiennes, tierces ou quartes, contractées sous les latitudes les plus variées, souvent compliquées d'engorgement chronique des viscères abdominaux, et depuis long-temps rebelles au sulfate de quinine.

Bien que le nombre des malades auxquels j'ai eu occasion d'administrer les préparations arsénicales, s'élève déjà à plus de 500, je n'ai pas enregistré jusqu'ici le moindre accident qui leur fût imputable. Sur 266 individus, dont j'ai tenu note, voici en résumé les résultats obtenus :

MALADIES.	*Vierges de tout traitement antérieur guéries par l'arsenic.*	*Rebelles au quinquina guéries par l'arsenic.*	*Rebelles à l'arsenic guéries par le quinquina.*	*Rebelles à la fois au quinquina et à l'arsenic.*	TOTAL.
Fièvres quotidienn.	102	19	4	3	128
Fièvres tierces....	53	11	3	0	67
Fièvres quartes....	2	4	1	2	9
Fièvres quintanes..	1	2	0	0	3
Fièvres non-réglées	18	13	2	2	35
Fièvres dites larvées	12	8	3	1	24
TOTAL des résultats obtenus...	188	57	13	8	266

Il est facile de voir que, s'il y a avantage d'un des deux côtés, il semble exister en faveur de l'arsenic, sans pour cela que ce médicament réussisse dans la totalité des cas. Toutefois il serait difficile, dès à présent, de préciser les circonstances dans lesquelles il convient d'employer de préférence la quinine. Pour mon compte, j'ai l'habitude de commencer toujours par l'arsenic, comme réussissant dans l'immense majorité des cas; en revanche, je n'hésite jamais à recourir à la quinine, lorsque les deux ou trois premières administrations du premier de ces médicamens n'ont pas produit le résultat désiré.

Mais si l'arsenic, d'après tout ce qui précède, constitue un des remèdes les plus héroïques dans le traitement des affections intermittentes, s'ensuit-il qu'une maladie doive de toute nécessité se présenter sous ce type pour être combattue avantageusement par lui ? En aucune façon; et j'ai eu pour ma part de nombreuses occasions de l'employer avec succès contre des accidens continus, surtout lorsque ceux-ci paraissaient traduire une intoxication des marais. Chez un malade nouvellement arrivé de l'Algérie et atteint de céphalalgie continue, l'administration d'une première dose d'acide arsénieux dissipa, comme par enchantement, le mal de tête, qui fut remplacé par une fièvre quotidienne, laquelle céda à son tour au même médicament.

Je dois enfin appeler l'attention sur les bons effets que j'ai retirés de l'emploi des préparations arsénicales, dans le traitement des paroxysmes qui compliquent si souvent la fièvre typhoïde; elles présentent même, dans cette circonstance, ce grand avantage qu'elles n'ont pas, comme la quinine, l'inconvénient d'irriter la surface gastro-intestinale phlogosée. Loin de là, j'ai vu l'administration d'un centième de grain d'acide arsénieux, non-seulement faire disparaître la complication paroxystique, de la fièvre typhoïde; mais produire en même temps une dépression générale, une véritable contro-stimulation qui se révélait souvent par une réfrigération du corps, l'humectation de la langue, et enfin par une diminution notable du nombre des battemens artériels.

Mode d'action des préparations arsénicales.

Ce serait commettre une grande erreur que de confondre les phénomènes produits sur l'organisme, par l'*absorption* des préparations arsénicales, avec ceux qu'elles déterminent d'une manière directe sur les surfaces d'application et en vertu de leur action irritante ou mécanico-chimique. L'action directe, irritante de l'arsenic est celle des divers caustiques; l'action du même médicament, absorbé, est essentiellement contro-stimulante et spéciale. La première est non-seulement l'opposé de la seconde, puisqu'on la combat par les antiphlogistiques, les émolliens, etc.; tandis que l'on calme la dernière par le vin et l'alkool; mais on peut dire encore que l'action irritante et caustique des préparations arsénicales constitue même un obstacle puissant à la production de leur action dynamique. Tout le monde sait qu'une surface irritée, enflammée, absorbe moins qu'une surface saine, et c'est précisément sur cette remarque physiologique que s'appuient les chirurgiens, lorsqu'ils appliquent sur certains ulcères des pommades arsénicales; pratique dangereuse, puisqu'il est impossible d'empêcher l'absorption d'une manière absolue. L'acide oxalique appliqué sur un estomac extrait du cadavre, en dissout très promptement toutes les membranes; introduit dans un estomac vivant, il en effleure à peine la muqueuse, et la corrosion n'a lieu qu'après la mort. Délayé dans une grande quantité d'eau, cet acide, de même que le bichlorure de mercure, le nitrate d'argent et l'arsenic, tue un chien souvent en quelques minutes; prises à l'état concentré, ces substances permettent à l'animal de vivre souvent assez long-temps, et les inflammations sont d'autant plus prononcées, que la mort est plus tardive. M. Orfila a démontré que la baryte, donnée à la dose de vingt grains, mais en lavage, tue un chien très promptement; tandis qu'une dose sextuple de cette substance, mais donnée sous forme concentrée, laisse vivre l'animal. Les chiens meurent rapidement, mais *sans douleur*, en prenant de la cantharide en solution aqueuse très étendue; leur mort est tardive, douloureuse, accompagnée de convulsions, et laisse des traces d'inflammation, si la même substance a été administrée non délayée.

C'est précisément parce que l'action directe des médicamens et leur action par absorption n'a pas toujours été suffisamment distinguée, en France surtout, que Broussais lui-même en était réduit à dire dans ses commentaires (p. 680), que le traitement des fièvres intermittentes devait « consister à préparer, par « des déplétions sanguines, une région du « canal digestif à recevoir la *stimulation* des « *révulsifs* dits fébrifuges. » Ainsi, ne pouvant nier les effets bienfaisans du quinquina dans ce qu'il appelait des *gastro-entérites intermittentes*, cet illustre médecin, se voyait obligé de les rapporter à une prétendue *révulsion* opérée sur la surface phlogosée ! Les pathologistes français qui, à l'imitation du maître, ont continué de voir dans l'intoxication des marais, des irritations viscérales dont, en général, ils n'ont fait que changer le siége, ont préféré garder le silence sur l'action du quinquina, que d'entreprendre d'harmoniser son action prétendue irritante avec la nature sthénique qu'ils prêtaient à la maladie.

Il faut rendre cette justice à l'école italienne que, plus que toute autre, elle a insisté sur la nécessité de distinguer les deux actions des substances médicinales. « Les effets mécanico-chimiques des médicamens, dit le professeur Giacomini (*Traité de matière médicale*), ont été confondus jusqu'à présent par les auteurs avec les effets dynamiques; de là, des méprises étranges sur leur valeur thérapeutique. C'est effectivement sur ces effets mécanico-chimiques qu'est fondée la thérapeutique des écoles françaises modernes. Il y a là une erreur qui est la source des grandes difficultés qu'éprouve la médecine française dans l'administration des médicamens. Ne voyant partout qu'irritation, elle est obligée, pour rester conséquente avec sa doctrine, de renoncer à la plûpart des médicamens énergiques. Sa thérapeutique est presque négative, et si vous en retranchez la saignée, elle se réduit aux sirops, aux tisanes, aux mucilages, dont l'action est à peu près nulle. Tandis que l'art du diagnostic a fait en France de très grands progrès (il fallait dire l'art du diagnostic *anatomique*), l'application des médicamens est restée complétement négligée. La doctrine spécieuse de la révulsion joue un rôle immense dans les écoles françaises. Autrefois, tout dans les maladies était *consensus*, sympathie, (M. Giacomini veut dire *synergie*); aujourd'hui, tout est antagonisme, révulsion. »

Dire que les effets de l'arsenic sont le produit d'une révulsion, ce serait affirmer implicitement: 1° qu'ils ne s'observent que chez les êtres et dans les tissus pourvus de nerfs, car la révulsion est fondée sur les sympathies; 2° qu'ils sont toujours douloureux, car la révulsion proprement dite, et qu'il ne faut pas confondre avec la dérivation, ne s'opère que par la douleur; 3° qu'ils sont aggravés par les agens *stimulans*; 4° enfin, qu'ils peuvent être remplacés, dans leur action thérapeutique, par une révulsion produite par un agent exclusivement irritant. Or, hâtons-nous de le dire, une telle assertion serait en contradiction formelle avec l'expérience. En effet, les phénomènes de l'intoxication arsénicale n'épargnent ni les tissus dépourvus de nerfs, tels que le placenta, ni les êtres du règne végétal; et, de même que dans la partie pathologique de cet ouvrage (pag. 177) nous avons insisté sur l'influence toxique exercée par l'acide cyanhydrique sur les plantes, nous ferons encore observer ici que l'arsenic, à dose modérée, détruit les phénomènes de sensibilité de la *mimosa*, et qu'à haute dose il tue les végétaux. (Voyez à ce sujet : *Vogt's Pharmakodynamik*. Giessen, 1840.)

En second lieu, on ne saurait soutenir que l'arsenic produise ses effets par le mécanisme de la douleur, laquelle, d'une part, ne se rencontre qu'exceptionnellement et là seulement où cette substance agit sur une surface directement et à dose concentrée, et qui, d'autre part, exprimant un état de phlogose des parties, dénote même un obstacle à l'absorption du poison. Il y a plus : la révulsion ne pouvant s'opérer sans irritation, on devrait en rencontrer des traces d'une manière constante chez les individus morts par suite d'intoxication arsénicale : ce qui n'a pas lieu. Ainsi, Renault cite deux cas d'empoisonnement par l'arsenic dans lesquels on ne trouva à l'autopsie aucune lésion viscérale, bien que l'estomac contînt encore de cette substance. Marc et Massa rapportent des cas pareils. Sallin, Belloc, Fodéré, Ettmuller et Chaussier ont constaté le même fait. Si l'arsenic agissait par révulsion, les substances stimulantes devraient aggraver son action ; or, c'est précisément le contraire qui a lieu : les expériences de M. Giacomini ne laissent pas le moindre doute à ce sujet. Matthioli (*Opera omnia*, 1557) raconte l'histoire d'un individu qui, ayant été condamné, à Prague, à être pendu, accepta la proposition qui lui fut faite de la part de l'archiduc de se soumettre à une expérimentation. Quelques heures après avoir avalé deux gros d'arsenic, il devint livide ; il présentait déjà tous les phénomènes qui précèdent une mort imminente, lorsqu'on lui fit prendre une certaine quantité de vin : les accidens s'appaisèrent à l'instant, et le condamné, s'étant promptement rétabli, fut mis en liberté. Enfin, si l'action de l'arsenic consistait en une simple révulsion, tout modificateur irritant ou révulsif devrait être en état de le suppléer, tant comme agent thérapeutique que comme agent toxique. Or, qui donc s'aviserait de lui substituer la sinapisation, par exemple, soit qu'il s'agît du traitement d'une fièvre intermittente, soit qu'il fût question d'empoisonner un animal?

De tout ce qui précède, il découle de la manière la plus évidente que l'action médicinale de l'arsenic ne consiste en aucune façon dans une irritation, et que cette dernière, qui peut résulter dans certaines circonstances d'une impression directe et chimique sur une surface d'application, constitue même un obstacle plus ou moins puissant à la production des phénomènes dynamiques résultant de l'absorption de ce modificateur. Mais si les qualités distinctives de l'arsenic, considéré comme agent thérapeutipue, ne résident point dans une prétendue révulsion, quelle idée est-il permis de se faire de son action curative? Cette question a été résolue de diverses manières.

L'école italienne, s'appuyant spécialement

des phénomènes de dépression générale, qui suivent l'administration de cette substance *à haute dose*, phénomènes aggravés par la saignée et calmés, au contraire, par les agens stimulans, a classé l'arsenic parmi les *hyposthénisans;* elle ne l'adresse donc qu'à la *diathèse hypersthénique*. On peut dire que, sous ce rapport, l'école dont il s'agit a fait faire un grand pas à la question dans le sens de la vérité. D'un aûtre côté, Samuel Hahnemann, ayant cru reconnaître une très grande similitude, entre les effets que ce modificateur est susceptible de produire sur l'homme sain, et les phénomènes morbides dont il est l'agent médicateur avoué; sans s'arrêter ni à la contro-stimulation résultant de l'absorption de l'arsenic, ni à la stimulation produite par son application directe, ou plutôt tenant compte de l'une et de l'autre, ce hardi novateur proclame : 1° la spécificité de ce médicament; 2° son *homéopathicité* ou, si mieux on aime, son applicabilité aux seuls accidens morbides que son administration à l'homme sain est susceptible de produire. Tout en admettant l'action hyposthénisante de cette héroïque substance, lorsqu'elle est absorbée, je ne pense pas qu'il soit permis de lui contester un caractère spécifique, d'ailleurs hautement attesté par ce fait même, qu'il est impossible en thérapeutique de remplacer l'arsenic par un autre agent contro-stimulant.

Mais, la spécificité médicinale de l'arsenic est-elle réellement subordonnée, comme le pense Hahnemann, à la loi de l'homéopathie? En d'autres termes, ce médicament administré à l'homme sain est-il susceptible de produire tous les phénomènes pathologiques dont il opère sur l'homme malade la curation? C'est là une question très importante, sans doute, mais que la somme des faits observés par moi ne me permet point, quant à maintenant, de résoudre; toujours est-il qu'en méditant sur les phénomènes observés chez un grand nombre d'individus empoisonnés par l'arsenic, et dont les auteurs nous ont transmis l'histoire, il est difficile de ne pas reconnaître une certaine analogie entre ces phénomènes *pathogénétiques* et ceux que le médicament est souvent appelé avec succès à combattre chez l'homme malade. Sous ce point de vue, l'arsenic semblerait se rapprocher de l'action du mercure, de celle des substances balsamiques et de plusieurs autres modificateurs doués également de la remarquable propriété de produire, à de certaines doses, chez l'homme sain, des accidens semblables à ceux dont ils deviennent, dans l'état pathologique, les agens médicateurs.

Les théories médicales sont en général traitées beaucoup trop dédaigneusement, et c'est une faute d'autant plus grave que la manière de théoriser exerce toujours une grande influence sur la pratique. « Heureux le malade, dit Darwin, dont le médecin possède la meilleure théorie ; car théoriser c'est penser, et il est manifeste que personne ne saurait diriger un traitement sans penser. » Croit-on, par exemple, qu'il soit sans importance pour le patient qui souffre d'une fièvre de marais, que son médecin voie dans cette dernière une gastro-entérite ou une intoxication spécifique? Il est évident que dans la première hypothèse les saignées, surtout locales, seront employées, tandis que dans la seconde le quinquina ou l'arsenic feront les frais de la guérison ; or, il faut avouer qu'il y a entre ces deux médications, et par conséquent entre les résultats auxquels elles conduisent, une certaine différence dont le malade a certainement le droit de s'inquiéter.

Un point sur lequel je ne saurais me dispenser d'insister parce qu'il paraît n'avoir pas jusqu'ici fixé l'attention, c'est que l'arsenic paraît posséder une sorte de spécificité dans le traitement des maladies produites par l'intoxication des marais, et quels que soient d'ailleurs leurs types, leurs formes et leurs noms. Cette proposition n'a rien qui doive surprendre, si l'on considère qu'il en est de même du mercure pour les maladies très variées dues à l'intoxication vénérienne. On pourrait adapter à l'action des préparations arsénicales dans le traitement des maladies de marais, ce que dit Puccinotti de l'action du quinquina dans ces mêmes affections: «*Quindi in siffate malattie la periodicita negli accessi non è si cospicua e tuttavia lo specifico que la combatte è la chinachina; peroche, sebbene non intermittenti sono pero sempre febbri miasmatiche.*»

Cette efficacité de l'arsenic est attestée non-seulement par la réussite de son emploi dans le traitement des maladies de marais, mais encore par le fait rapporté plus haut de la disparition des fièvres de marais dans le Cornouailles, sous l'influence des émanations arsénicales provenant des fonderies de cuivre. L'antagonisme qu'affecte l'arsenic pour les manifestations pathologiques de l'intoxication des marais doit rappeler ce que j'ai dit, dans la première partie de ce livre, de la fièvre typhoïde et de la tuberculisation pulmonaire dans leur rapport avec les maladies marécageuses; cet antagonisme n'est, lui aussi, qu'une des nombreuses expressions de la loi en vertu de laquelle toute modification du sang entraîne une manifestation vitale particulière et exclusive de certains phénomènes organiques appartenant à une autre altération de ce fluide.

En résumé, on peut avancer que l'arsenic absorbé exerce sur l'économie une action hyposthénisante et en opposition manifeste avec son action irritante directe; 2° que cette action hyposthénisante est de nature spéciale; 3° qu'elle se montre à un haut degré antagonistique des manifestations pathologiques de l'intoxication des marais; 4° enfin, que cette action, qui n'épargne ni les végétaux ni les tissus privés de nerfs du mammifère, ne saurait être rapportée à une prétendue influence directe sur le système nerveux; mais qu'elle dépend essentiellement de l'impression sur le solide vivant d'un fluide nourricier spécifiquement altéré.

CHAPITRE III.

Mode d'administration des préparations arsénicales.

Massiliæ scribo et in aere massiliensi.

Le mode d'administration des préparations arsénicales souffre quelques modifications suivant le type des maladies auxquelles elles s'adressent. Ainsi, dans les maladies chroniques, elles peuvent être prises à toute heure de la journée ; dans les fièvres *marécageuses continues*, il faut les donner le plus promptement possible et sans attendre une apyrexie que le médicament est précisément appelé à provoquer ; dans les maladies paroxystiques telles que les fièvres intermittentes et rémittentes, les névralgies périodiques, il existe un moment d'élection qu'il faut saisir autant que possible pour administrer le médicament destiné à prévenir l'accès. Ce moment est, à mon avis, celui qui précède d'environ cinq à six heures le paroxisme ; et ce que je dis là de l'arsenic s'applique également aux préparations de quinquina, dont je n'ai nulle intention d'exclure le précieux concours de la thérapeutique médicale. Que certains enthousiastes, à la vue des effets merveilleux de l'arsenic, aient cru pouvoir répéter le mot favori de Guy-Patin :

Barbarus ipse jacet sine vero nomine cortex,

je leur en laisserai la responsabilité pleine et entière, et je déclare ici, une fois pour toutes, n'avoir d'autre but que celui de réhabiliter et de régulariser l'emploi thérapeutique d'un médicament destiné à remplacer le quinquina dans l'immense majorité des circonstances, souvent même dans celles où ce dernier modificateur aura échoué.

Toutefois, il importe de ne jamais perdre de vue que le quinquina, produit exotique et pouvant manquer à l'Europe, d'un approvisionnement difficile par sa masse, d'un prix très élevé et inaccessible à la classe pauvre, impose au monde entier un tribut annuel que l'on peut, sans exagération aucune, évaluer à plusieurs millions ; que la falsification dont il est l'objet de la part d'une déplorable cupidité en rend l'emploi peu sûr ; que ce médicament, toujours plus ou moins irritant, d'un goût désagréable, souvent mal toléré, est loin d'être infaillible, comme l'atteste la grande mortalité de notre armée d'Afrique ; enfin, que son emploi n'est que trop souvent suivi d'accidens secondaires. L'arsenic, au contraire, produit indigène de presque tous les pays, n'ayant aucune valeur, et partant n'étant jamais falsifié, insipide, d'une administration facile, toujours toléré, complétement innocent à dose thérapeutique, sans être d'une infaillibité absolue, réussit cependant dans une foule de cas rebelles au quinquina, et n'est jamais suivi d'accidens secondaires.

Dans la pratique des hôpitaux, où il est rarement permis de compter sur l'exactitude soit des malades, soit des infirmiers, il m'a paru préférable de sacrifier le moment d'élection indiqué plus haut, à la certitude de la prise du médicament par le malade. Evidemment il ne s'agit point ici de lutter contre la répugnance souvent invincible que l'on rencontre dans l'administration du sulfate de quinine, ni d'éviter la perte d'un médicament d'un prix très élevé, puisque les préparations arsénicales n'ont ni goût, ni odeur, ni valeur, et que les malades ne font jamais la moindre difficulté pour les prendre; car elles réunissent au plus haut degré la triple condition du *tuto cito et jucunde*. La précaution que je recommande n'a d'autre but que celui de prévenir la prolongation, et de la maladie, et du séjour à l'hôpital, par suite de la non exécution de la prescription du médecin. J'ai pour habitude de faire prendre en ma présence le médicament qui m'a été remis directement et sans intermédiaire aucun par le pharmacien en chef. Un infirmier de la salle, porteur d'une fiole remplie d'eau distillée, délaye dans une cuillère le paquet d'acide arsénieux que je lui remets et le fait avaler au malade; l'élève inscrit sur le cahier *prise* n° 1, 2, 3, etc. Inutile de prononcer le nom du médicament, bien qu'à Marseille il ne soit un secret pour personne.

Dans les fièvres tierces, quartes ou quintanes, je m'abstiens de donner l'arsenic (de même, au reste, que la quinine) les jours d'apyrexie, attendu que le malade le prendrait en pure perte. Quelquefois une seule prise d'arsenic suffit pour couper radicalement une fièvre souvent même rebelle au sulfate de quinine; toutefois, ce résultat n'étant point certain, il convient de répéter l'administration deux ou trois fois, et autant que possible toujours cinq ou six heures avant l'heure présumée du paroxisme. Si, au contraire, l'accès n'a été qu'atténué, et à plus forte raison s'il a conservé son intensité première, ce qui peut arriver avec l'arsenic comme avec la quinine, c'est un motif de plus pour continuer. Lorsque après deux ou trois administrations successives le résultat désiré n'a pas été obtenu, je n'hésite pas un seul instant à recourir au quinquina. Il est des circonstances dans lesquelles on se trouvera bien d'alterner les deux médicamens. Quant aux complications bilieuses, phlegmasiques ou autres, il va sans dire qu'il faut les écarter; cependant j'ai remarqué bien souvent que l'administration de l'arsenic exige, beaucoup moins que celle de la quinine, l'association d'une médication adjuvante. Les fièvres intermittentes anciennes et rebelles exigent la continuation prolongée du médicament qui sera administré à des distances progressivement croissantes, et, autant que possible, aux jours présumés des accès. Dans les maladies chroniques il faut persister dans l'emploi des préparations arsénicales, ou jusqu'à cessation des accidens à combattre, ou au moins jusqu'à constatation de leur impuissance médicatrice.

L'exagération de la dose, ainsi que je l'ai déjà fait observer, a été jusqu'ici le plus puissant obstacle à la popularisation du précieux médicament qui nous occupe. Tous ceux qui ont manié l'arsenic, tout en reconnaissant ses propriétés médicinales éminemment héroïques, avaient été frappés de la débilitation profonde et souvent durable que laissait son usage. C'est cette même remarque qui semble avoir décidé le conseil de santé des armées à différer son introduction dans le formulaire des hôpitaux militaires, tout en autorisant « *des essais dans les hôpitaux d'instruction, et* « *autres établissemens fixes, avec les précautions* « *capables d'inspirer toute sécurité.*

« *Il y a,* disait le Conseil, dans la préface du « formulaire, *quelque chose d'important à dé-* « *couvrir sur l'opportunité et la tolérance de ce* « *médicament.* »

Eh bien ! il y a tout lieu de croire cette découverte désormais accomplie. J'ai dit plus haut ce qu'il fallait penser de *l'opportunité* ou, ce qui est synonyme, des indications des préparations arsénicales; en ce qui concerne la *tolérance*, l'étude de leur action physiologique, essentiellement hyposthénisante, jointe à l'examen attentif des phénomènes observés chez les individus empoisonnés, démontre de la manière la moins équivoque que la débilitation qui suit l'emploi thérapeutique de l'arsenic, n'est autre chose que l'exagération de l'action du médicament, suite de l'exagération de sa dose. En effet, que l'on diminue cette dernière, et l'on obtiendra aussitôt une diminution correspondante dans l'intensité de la débilitation, de telle sorte, que celle-ci deviendra inappréciable et disparaîtra même complétement au moyen d'une grande atténuation du médicament.

Mais, cette atténuation de dose, qui exclut l'affaiblissement de l'organisme, n'exclut-il pas en même temps l'action curative du médicament? Telle était la question importante à résoudre; or, *l'expérience m'a démontré d'une manière péremptoire que l'acide arsénieux, administré à la dose d'un centième de grain* (un demi-milligramme), *ne produit jamais d'accidens toxiques, n'est jamais suivi d'aucune débilitation et ne perd rien de ses propriétés curatives*. Les résultats cliniques, tout-à-fait identiques aux miens, obtenus déjà par plusieurs médecins, et le rapport fait à la Société royale de médecine de Marseille par une commission composée de plusieurs membres, et chargée de suivre mes expérimentations, ne sauraient laisser désormais le moindre doute à ce sujet.

En ce qui concerne le choix de la préparation, il est bien digne de remarque que tous les composés d'arsenic, doués d'une propriété toxique, sont également doués de propriétés médicinales, tandis que l'arsenic métallique, qui est un poison fort douteux, n'est aussi qu'un médicament très problématique. Bien que j'aie expérimenté un grand nombre de composés arsénicaux, je me suis arrêté à l'acide arsénieux, comme réunissant à la plus grande simplicité d'élémens toutes les vertus thérapeutiques, dont les autres préparations plus compliquées lui sont en quelque sorte redevables. Pourquoi, d'ailleurs, chercher dans un composé trinaire ou quaternaire ce que l'on est sûr de trouver dans un composé binaire ?

Toutes les surfaces de rapport sont susceptibles d'absorber l'arsenic, proposition qui rappelle ce fameux *Calpurneus qui digito interficiebat uxores*. Ainsi l'on peut administrer ce médicament : par la bouche, en poudre, en pilules et en solution; par le rectum, en injection; par la muqueuse bronchique, en cigarettes et en fumigation; enfin par la surface cutanée, en lotions et en pommade. S'agit-il de faire prendre ce médicament à des enfans encore à la mamelle, on pourra le faire prendre soit à la nourrice, soit à une chèvre ou une ânesse, dont le lait acquerra ainsi des propriétés médicinales. Toutefois, je n'hésite pas à déclarer que, de tous ces divers modes d'administration, je préfère de beaucoup l'acide arsénieux, pulvérisé, avec addition d'une légère quantité de sucre de lait, et divisé par petits paquets d'un centième de grain, que l'on délaye dans une cuillerée d'eau distillée, au moment même de le faire prendre au malade. Cette préparation facilite le contrôle de l'exécution pharmaceutique, ainsi que l'administration par le médecin traitant, et prévient ainsi toute espèce de négligence et d'abus, en même temps qu'elle favorise la conservation et le maniement du médicament.

Modèles de Formules.

PREMIÈRE FORMULE.

Poudre minérale fébrifuge.

P. acide arsénieux, un centigramme (un cinquième de grain).
Ajoutez successivement et par petites portions :
Sucre de lait pulvérisé, un gramme (20 grains).
Triturez dans un mortier de verre assez longtemps (au moins dix minutes) pour que le mélange soit intime, et divisez en vingt paquets dont chacun représentera ainsi un demi-milligramme ou un centième de grain d'acide.

Cette préparation est celle à laquelle j'ai le plus souvent recours: On en prend un paquet délayé dans une cuillerée d'eau, cinq à six heures avant le moment présumé de l'accès.

Cette forme convient encore dans les maladies cutanées rebelles, et les affections vénériennes invétérées.

(Pour ménager la susceptibilité de certaines oreilles qui supporteraient mal le mot *arsenic* et ses dérivés, je propose, en attendant que l'habitude ait fait justice du préjugé, de substituer la dénomination de *minéral* à celle d'*arsénical. Vulgus amat decipi, ergo decipiatur.*)

FORMULE II.

Pilules minérales.

P. arséniate de soude, un centigramme.

Dissolvez dans eau distillée, q. s. } pour vingt pilules.
Saturez avec amidon pulvérisé, q. s. }

La dose est d'une à deux pilules dans les 24 heures.

FORMULE III.

Lavement minéral fébrifuge.

P. arséniate de potasse, un centigramme.

Eau distillée, un litre.

Divisez en dix parties, dont chacune servira pour une injection intestinale.

FORMULE IV.

Cigarettes.

P. Acide arsénieux, un centigramme.

Déposez cette poudre sur un morceau de papier ayant juste la dimension voulue pour être roulé en *cigarette;* ajoutez le nombre de gouttes d'eau nécessaires pour que le papier s'imbibe de la solution du médicament. Faites sécher, roulez et allumez.

Les malades atteints d'asthme peuvent faire usage de cette préparation ; le nombre de cigarettes sera proportionné aux avantages obtenus, ainsi qu'à l'intensité du mal.

FORMULE V.

Pommade minérale.

P. Axonge, quatre grammes.

Arséniate d'ammoniaque, un centigramme.

Mêlez exactement.

On emploie cette pommade sur certaines dartres pour en calmer la démangeaison.

FORMULE VI.

Pommade fébrifuge avec le sulfate de quinine.

P. sulfate de quinine, quatre grammes (un gros).

Dissolvez dans

Alkool à 35 degr. }
Acide sulfurique } q. s. pour que la solution soit complète

Ajoutez à cette solution dans un mortier de verre préalablement chauffé :

Axonge liquéfiée, seize grammes (demi-once).

Cette pommade est appelée à rendre de grands services, toutes les fois que la quinine n'est tolérée ni par l'estomac ni par le rectum. On l'applique sur l'aine ou l'aisselle préalablement rasées, puis on la recouvre avec un morceau de taffetas gommé.

FORMULE VII.

Pilules anti-dysentériques.

P. ipécacuanha, trois décigrammes.

Proto-chlorure de mercure, trois centigrammes.

Extrait gommeux d'opium, six centigrammes.

F. trois pilules que le malade prendra d'heure en heure contre la diarrhée et la dysenterie, surtout dans les pays chauds.

Cette préparation, qui renferme les mêmes élémens que celle du docteur Segond, en diffère cependant d'une manière notable sous le rapport de la proportion de chaque substance. Ainsi, le catomel domine tellement dans les pilules de Segond, que les malades, après en avoir fait usage, sont ordinairement pris de salivation et d'autres accidens mercuriels, inconvéniens que l'on évitera avec notre formule.

CHAPITRE IV.

Médication auxiliaire dans le traitement des maladies de marais.

Nihil sane in artem medicam pestiferum magis unquam irrepsit malum quam generalia quaedam nomina morbis imponere, iisque aptare velle generalem quamdam medicinam. (Huxham.)

Si les maladies de marais se manifestaient toujours exemptes de complications, rien ne serait plus simple que leur thérapeutique; mais l'expérience démontre que ces maladies revêtent au contraire, dans l'immense majorité des cas, quelques formes particulières, ayant leurs indications et leur traitement à elles, et consistant spécialement dans la prédominance de certains phénomènes bilieux, inflammatoires, scorbutiques ou nerveux. Les deux dernières formes sont assez rares. J'ai vu, pendant tout l'hiver de 1839 à 1840, la forme scorbutique imprimer aux maladies de l'Algérie son cachet particulier. En revanche, la forme gastrique ou bilieuse constitue un des caractères tellement fréquens des maladies de marais ; elle domine avec une telle force les fièvres de l'Algérie, qu'il n'a fallu rien moins que les puissantes préoccupations nées de l'exagération du dogme du Val-de-Grâce pour la faire passer inaperçue, et, pour que les plus remarquables publications, concernant les fièvres d'Afrique, ne l'aient point mentionnée (1). Il est facile de pressentir quelle im-

(1) Exclure la saignée d'une manière absolue et préconiser comme méthode générale la combinaison de la médication vomitive avec l'administration du sulfate de quinine, c'est,

mense influence cette circonstance méconnue a dû exercer, et sur la pratique, et sur les résultats obtenus.

En Algérie, plus encore qu'en Europe, la fièvre tend à revêtir la forme bilieuse. En parlant des fièvres de la Romagne, M. Puccinotti rappelle que ce ne sont pas des cas particuliers, mais des *épidémies entières* (1) qui ont pris ce cachet (*Patologia induttiva*). Suivant M. Népple, la forme gastrique s'attache aux *trois quarts des fièvres* de la Bresse marécageuse. En Afrique, je l'ai rencontrée chez les *sept dixièmes* des malades. Sans m'arrêter au diagnostic que je supposerai

contradictoirement aux faits, nier la forme inflammatoire, et confondre, avec le fond des maladies de marais, leur *forme* bilieuse, laquelle, pour être la plus fréquente, n'est pourtant pas la seule et unique.

(1) « *Veramente chi ha fatto a Roma studio particulare su queste febbri quasi giurerebbe su quella massima di Galeno : Tertianas semper fieri jecore laborante.* » (Storia delle febbri perniciose, da Puccinotti.)

connu, je dois cependant faire observer que le médecin, qui n'a pas la clé de la constitution épidémique régnante, s'expose à méconnaître certaines nuances obscures ou insidieuses de la forme gastrique, qui simulent tantôt la forme inflammatoire (1), tantôt la fièvre dégagée de toute complication.

On peut citer comme exemple remarquable de la forme bilieuse, simulant la forme inflammatoire, l'épidémie rhumatismale de 1777, dont Stoll nous a transmis l'histoire : « Quoique le sang tiré de la veine offrît une couenne épaisse, cependant la saignée ne procurait que peu ou point de soulagement aux malades; le vésicatoire qui, l'année précédente, avait agi presque comme un spécifique, ne réussissait pas mieux. Je m'aperçus

(1) Dans sa traduction du traité du Typhus de Hildenbrandt, M. Gasc cite une épidémie de pneumonies et de plurésies observée en 1804, et dans laquelle la saignée était toujours suivie d'un mauvais résultat.

enfin que le rhumatisme, que j'avais cru inflammatoire, ne l'était point, et que je m'en étais laissé imposer par l'état couenneux du sang et par le caractère inflammatoire des maladies, jusque-là régnantes. Le *hasard me fit découvrir le remède.* Un individu atteint de sciatique rebelle, à qui j'avais donné le soufre doré d'antimoine à titre d'altérant, vomit, contre mon intention, et rejeta une grande quantité de bile sans avoir offert le moindre signe même douteux d'un état bilieux, et bien que le sang tiré d'abord de la veine eût présenté une couenne épaisse. Le malade fut notablement soulagé, et je parvins à le guérir en le faisant vomir de nouveau. Dès lors, j'obtins, par le même moyen, la guérison de plusieurs individus atteints d'affections semblables. Le hasard [1] m'avait tracé le chemin. » (*Ratio medendi.*)

(1) Voilà, s'écrie M. Chomel, des praticiens consommés,

Quoi qu'il en soit, la forme bilieuse une fois reconnue, la médication vomitive est impérieusement indiquée, et c'est par elle qu'il faudra débuter, à moins cependant que le caractère grave et pressant de la maladie n'oblige d'en renvoyer l'emploi au moment où la médication spécifique aura dissipé le danger. Ainsi il serait absurde de s'obstiner à faire vomir un malade une ou deux heures avant le moment présumé d'un accès pernicieux, et dans le seul but de dissiper quelques accidens bilieux. Prévenir, par la prompte administration du spécifique, l'accès qui met la vie en danger, est ici l'indication capitale ;

calmes et de sang froid, qui rapportent simplement ce qu'ils ont observé, sans emphase et sans prétention, sans se poser en législateurs de la science, sans généraliser à la hâte les observations particulières à un pays et à une époque.... Que penser d'autre part de ces observateurs fougueux qui, d'après leur expérience individuelle de quelques années, baclent une loi pathologique, promulguent une charte invariable et sourient au seul nom de constitution médicale ? De quel côté se trouvent les insignes de la vérité? (*Leçons de clinique médicale.*)

le danger du *fond*, une fois disparu, il sera temps de s'occuper de la *forme*. Toutefois, à part ces cas évidemment exceptionnels, il faut, sans hésiter, faire prendre au malade un vomitif composé: d'ipécacuanha, un gramme; tartrate de potasse et d'antimoine, un décigramme, dans cent cinquante grammes d'eau distillée. Négliger cette médication auxiliaire, ce serait non-seulement diminuer et parfois annihiler l'action du spécifique; mais encore ce serait laisser le malade, même guéri de la fièvre, avec un embarras gastrique, obstacle puissant à une bonne convalescence et source fréquente d'interminables rechutes (1). Ce n'est

(1) « *Quæ in morbis post crisin relinquuntur recidivas facere solent.* » Hipp. — « *Sublato morbo, incredibile dictu quanta morborum vis, expurgationis defectu, post febres subnascatur.* » Sydenham. — « *Prætermisso emetico, rebelles fiunt febres et diuturnæ.... et tantus est hujus magmatis fomes, ut una vice vomere multis satis non sit.* » Senac. — « *Cortex interdum parum efficax,..... sumpto autem emetico febris non raro cedit.* » Heberden.

qu'une demi-heure après le dernier vomissement, que le malade prendra le sulfate de quinine ou l'arsenic ; je ferai seulement observer que ce dernier médicament se passe beaucoup plus facilement que le premier de l'adjonction des vomitifs.

Les nausées qui dans cette forme tourmentent les malades, loin d'exprimer un état phlegmasique de l'estomac, comme on l'a cru trop long-temps, traduisent au contraire un effort éliminateur de l'organisme, effort qu'il faut aider et provoquer même, loin de l'enrayer par l'inévitable application de sangsues, comme le voudrait un dogmatisme myope. *Quo natura vergit, eo ducendum.* (Hipp.)

Dans certaines circonstances, le travail éliminatoire, au lieu de s'effectuer par le gaster, s'opère par le gros intestin ; gardez-vous alors de recourir aux astringens qui, par une trop brusque suppression des sécrétions, exposent le malade aux plus graves dangers. D'autre part, les déplétions sanguines débilitent en pure perte et font perdre un temps précieux, à moins que l'intestin ne soit manifestement phlogosé. L'ipécacuanha, l'opium, de très légères doses de calomel font ici beaucoup mieux, et cela se comprend, car l'intestin, pour être le siége d'une sécrétion pathologique n'est pas nécessairement enflammé. Les anciens donnaient à cet état pathologique le nom de *fièvre diarrhéique ou dysentérique*, dénomination à coup sûr plus correcte que celle de *colite*, que l'on prétend aujourd'hui lui substituer.

Après la forme bilieuse se présente la forme inflammatoire, comme accompagnant le plus fréquemment les diverses manifestations de l'intoxication des marais. Ici encore je me contenterai d'appeler l'attention sur certaines nuances latentes ou insidieuses qui, lorsqu'elles sont méconnues, peuvent conduire le médecin à forcer vainement les doses du médicament spécifique, alors qu'un prompt et complet succès eût été assuré à une faible dose du même médicament, mais aidé ou précédé de la médication antiphlogistique. Ici encore la connaissance de la constitution régnante peut devenir d'un grand secours et empêcher le praticien de faire fausse route.

S'il y a réaction générale, la phlébotomie est indiquée : on donnera la préférence aux saignées locales, toutes les fois qu'une localisation phlegmasique s'est établie ; car, négliger le traitement de la forme, c'est exposer la médication spécifique à rester sans effet. Le *modus faciendi* n'est pas non plus sans importance dans l'exécution des déplétions sanguines. Ainsi, dans le début, une large saignée est souvent préférable à plusieurs petites évacuations. Lorsque le malade est affaibli, soit par la durée de la maladie, soit par un traitement débilitant, si l'indication de tirer du sang persiste, on se trouvera bien de saigner le malade *debout, largement et aux deux bras à la fois*. On obtiendra alors au moyen de la syncope et souvent par la simple soustraction de *quelques gouttes de sang*, un résultat antiphlogistique considérable, et la tolérance du médicament spécifique que l'on eût vainement attendus de copieuses saignées pratiquées sans l'observation de la règle indiquée.

Quant à la saignée *coup sur coup* dont je ne contesterai pas l'opportunité dans d'autres circonstances, elle trouve peu son application dans le traitement des maladies de marais, et l'on peut lui adapter dans ce cas ce qu'en a dit d'une manière générale M. le professeur Lordat, dans le passage suivant : « Elle est le knout de la thérapeutique ; elle met ceux qu'elle n'a pas tués dans l'impossibilité de présenter des symptômes ; mais, tout comme les Russes ainsi fustigés retombent souvent dans leur faute, de même la maladie, qui avait donné lieu à la saignée, reproduit les mêmes symptômes, dès que le système a assez de force pour les former. » (*Leçons de physiologie.*)

EXTRAIT DES PROCÈS-VERBAUX

DES SÉANCES DE LA SOCIÉTÉ ROYALE DE MÉDECINE DE MARSEILLE.

SÉANCE DU 23 JANVIER 1841.

M. Boudin a la parole pour la lecture d'un travail concernant la pathologie des fièvres de marais, et l'emploi thérapeutique des préparations arsénicales. Notre ami et confrère fait d'abord observer que ce travail étant trop étendu, trop considérable, pour pouvoir nous être communiqué en entier dans une seule séance, force lui a été d'en faire quelques extraits ; de ceux-là seuls je vais essayer de vous donner une courte analyse, heureux si je puis rappeler à votre esprit tout le plaisir que vous avez déjà goûté.

Après avoir démontré combien les fièvres

de marais méritent de fixer l'attention des médecins, eu égard à leur fréquence et à leur gravité, M. Boudin insiste sur ce point essentiel et digne de remarque, que leur type peut être continu aussi bien qu'intermittent. La nature propre de ces fièvres est d'exister par suite de l'infection de l'organisme au moyen d'une matière pyrétogénésique ; dès lors, l'intermittence et la continuité peuvent bien constituer des variétés, mais seulement des variétés d'une seule et même maladie. Cela est si vrai, que la continuité, loin de contre-indiquer le quinquina, si improprement qualifié d'anti-périodique, réclame au contraire ce médicament à dose plus élevée. Il trouve la cause de l'intermittence dans une intoxication moins avancée [1].

(1) Fréquence, gravité, continuité de type, faculté d'exclusion de la phthisie et de la fièvre typhoïde ; ces quatre conditions décroissent en raison directe du refroidissement annuel, de l'éloignement de l'équateur et de l'élévation au-dessus du niveau de la mer.

Quant à la forme de ces fièvres, il l'a vue varier à l'infini ; d'accord en cela avec tous les observateurs, il relate comme plus fréquentes les formes dysentérique, tétanique, ictérique, et algide. Ces deux dernières, il les a rencontrées d'une manière si tranchée qu'elles imitaient le choléra et la fièvre jaune. A ce propos, considérant que dans les trois delta du Gange, du Mississipi et du Nil, le choléra, la fièvre jaune et la peste se sont toujours montrés précédés, accompagnés, ou suivis de fièvres de marais, il conclut de ce fait à une communauté d'origine. L'épilepsie saturnine, ajoute-t-il comme complément de sa pensée, quoique différant du tout au tout de la colique de plomb quant à l'aspect, cesse-t-elle donc pour cela d'être liée à cette dernière par une nature identique?

L'observation qui suit est encore d'une haute importance, et notre confrère en a tout le mérite ; car personne, que nous sachions, ne l'avait faite avant lui. C'est la rareté de la phthisie pulmonaire et de la fièvre typhoïde dans les pays à fièvres. L'élément morbide qui engendre la fièvre serait l'agent auquel il faudrait attribuer cette action prophylactique. Toujours, au moins, a-t-il raison de ne pas invoquer l'influence de la latitude géographique ; car, ainsi qu'il le dit fort bien, si la phthisie pulmonaire manque au répertoire des maladies de l'Algérie, elle manque également dans le delta du Rhin ; d'autre part, si elle est rare dans la partie marécageuse de la Romagne, elle ne s'en montre que plus fréquente à Naples, où, par contre, les fièvres ne règnent jamais épidémiquement.

M. Boudin est bien convaincu de l'efficacité de la quinine dans la curation des fièvres miasmatiques ; mais il a aussi constaté bien des fois, et la non-réussite de ce médicament, et les accidens provoqués par l'usage du quinquina ; il a vu un grand nombre d'individus condamnés, par la cherté de ce médicament, à vivre et à mourir avec la fièvre. Il ne lui en fallait pas davantage pour se livrer avec persévérance à la recherche d'un nouvel agent thérapeutique capable de remplacer la quinine sans en offrir le double inconvénient. Il a fait choix de l'arsenic.

C'est une justice à rendre à notre confrère, que de le remercier d'avoir tiré de l'oubli ce précieux médicament, et mon devoir à moi est de consigner ici le résultat de ses tentatives si heureuses, si constamment heureuses, qu'à l'heure qu'il est, bien qu'il ait commencé ses expérimentations par des cas rebelles à la quinine ; quoiqu'il se soit fait un scrupule de s'abstenir de toute médication auxiliaire, pour apprécier mieux la valeur de son médicament, il n'en est pas encore à enregistrer un seul fait de non-réussite.

Pour les accès, action curative plus prompte; pour les rechutes, action préventive plus sûre, innocuité à dose thérapeutique, exemption des inconvéniens pathogénétiques reprochés à juste titre à la quinine, absence de goût et d'odeur et partant facilité plus grande à être administré: tels sont les immenses avantages que notre confrère a signalés en faveur de l'arsenic. Ajoutez à cela combien ce médicament est d'un prix moins élevé, et il sera facile de saisir que la préférence ne serait plus douteuse, l'expérience continuant à sanctionner de pareils résultats.

Trop souvent des médecins ont frappé d'avance de stérilité leurs investigations, en négligeant d'étudier au préalable la puissance de l'arme qu'ils se proposaient de manier. M. Boudin ne s'est point rendu coupable de cet oubli; il a étudié l'action physiologique des préparations arsénicales sur lui-même.

Les indications thérapeutiques vous ont été énumérées avec soin, et vous avez témoigné votre satisfaction de la lucidité et de la justesse qui présidait à leur rédaction ; vous avez surtout apprécié avec quelle solidité l'auteur avait démontré l'impossibilité dans laquelle se trouve le solidisme de localiser les fièvres de marais. Ces fièvres continues ou intermittentes sont le résultat de l'intoxication du sang par la matière miasmatique, et de tous les remèdes celui-là seul guérit, qui s'adresse non à la périodicité, qui n'est qu'un épiphénomène, mais à la nature même de la maladie.

Cette lecture a été écoutée avec une religieuse attention, etc.

Le secrétaire général,

CHARGÉ, D. M. P.

SÉANCE DU 3 AVRIL.

Présidence de M. Roux, P. M.

Quinze jours se sont à peine écoulés depuis qu'une commission a été nommée à l'effet de suivre les essais thérapeutiques de M. Boudin, et déjà les membres de la commission éprouvent le besoin de vous communiquer, par l'organe de M. Lieutier, rapporteur, les faits qui se sont passés sous leurs yeux et qui les ont vivement frappés. Ces faits, les voici : sur 16 malades soumis au traitement par l'acide arsénieux, 15 ont guéri, dont : fièvres quotidiennes 10, fièvres tierces 2, céphalalgie nocturne 1, sueur nocturue 1, héméralopie 1. Chez un seul malade, l'acide arsenieux s'est montré impuissant : il s'agissait d'une fièvre qui durait déjà depuis 22 mois et qui avait également résisté à la quinine.

La plûpart des malades suivis par la commission n'ont pris que deux centièmes de grain d'acide ; inutile d'ajouter que chez aucun il n'a été possible d'apercevoir la moindre trace d'effets toxiques. Un fait important à signaler, c'est que pour s'assurer de la guérison définitive des malades, M. Boudin s'était fait un devoir de les conserver à l'hôpital pendant quinze jours après leur dernier accès....

Le secrétaire général,

CHARGÉ, D. M. P.

ERRATA.

Page 21, ligne 11 : Walchern, — *lisez :* Walcheren.

» 52, » 6 : *aeris*, — *lisez : aeribus.*

» 59, » 7 : la *chara*, — *lisez :* le *chara.*

» 60, » 2 : *deltas*, — *lisez : delta.*

» 69, » 1 : possède non-seulement son, — *lisez :* possède son.

» 72, » 4 : paltiative, — *lisez :* palliative.

» 74, » 14 : pression, — *lisez :* percussion.

» 114, » 2 : *continues-marématiques*, — *lisez : marécageuses continues.*

» 118, » 20 : *Krankheison*, — *lisez : Krankheiten.*

» 197, » 11 : *muscoso*, — *lisez : mucoso.*

» 201, » 3 : 1° celle, — *lisez :* celle.

» 205, » 1 : viciée soit confié, — *lisez :* vicié soit confiée.

» 210, » 2 : modifications, — *lisez :* modificateurs.

» 243, » 2 : qu'on ne, — *lisez :* qu'on le.

» 265, » 1 : Indication thérapeutique, — *lisez :* Indications thérapeutiques.

» 287, » 18 : préféré, — *lisez :* mieux aimé.

» 307, » 6 : exige, — *lisez :* réclame.

» 312, » 4 : le faire prendre, — *lisez :* l'administrer.

» 314, » 25 : On emploie, — *lisez :* On applique.

» 319, » 19 : plurésies, — *lisez :* pleurésies.

TABLE DES MATIERES.

DEUXIÈME PARTIE.

www.ingramcontent.com/pod-product-compliance
Ingram Content Group UK Ltd.
Pitfield, Milton Keynes, MK11 3LW, UK
UKHW020158250726
13967UKWH00003B/1129

9 782012 9